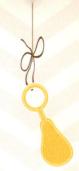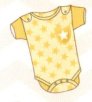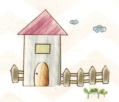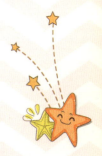

ERTAI HUAIYUN FENMIAN YU'ER BAIKE

二胎怀孕、分娩、育儿百科

日本主妇之友社 编著

胡 静 任凤凤 译

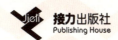
接力出版社
Publishing House

桂图登字：20-2014-238

SAISHIN FUTARIME IKUJIANSHIN BOOK
Copyright © 2012 SHUFUNOTOMO CO., LTD.
Chinese translation rights in simplified characters arranged with
SHUFUNOTOMO CO., LTD. through Japan UNI Agency, Inc., Tokyo

指导专家/菅原ますみ先生、松冈逸子先生
插图/冈本典子、カツヤマケイコ（katsuyama keiko）、
清水千寻、定田あつこ（定田atsuko）、みやしたゆみ（miyashita yumi）

图书在版编目（CIP）数据

二胎怀孕、分娩、育儿百科/日本主妇之友社编著；胡静，任凤凤译.—南宁：接力出版社，2015.6
ISBN 978-7-5448-3917-4

Ⅰ.①二… Ⅱ.①日…②胡…③任… Ⅲ.①妊娠期-妇幼保健-基本知识②分娩-基本知识③婴幼儿-哺育-基本知识 Ⅳ.①R715.3②R714.3③R174

中国版本图书馆CIP数据核字（2015）第073879号

责任编辑：车 颖 胡金环　美术编辑：严 冬　责任校对：王 静
责任监印：陈嘉智　媒介主理：张 猛　版权联络：董秋香
社长：黄 俭　　总编辑：白 冰
出版发行：接力出版社　社址：广西南宁市园湖南路9号　邮编：530022
电话：010-65546561（发行部）　传真：010-65545210（发行部）
http://www.jielibj.com　E-mail:jieli@jielibook.com
经销：新华书店　印制：北京地大天成印务有限公司
开本：710毫米×1000毫米 1/16　印张：12.5　字数：175千字
版次：2015年6月第1版　印次：2015年6月第1次印刷
印数：00 001—12 000册　定价：39.80元

版权所有　侵权必究

质量服务承诺：如发现缺页、错页、倒装等印装质量问题，可直接向本社调换。
服务电话：010-65545440

目录 Catalog

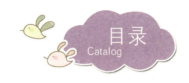

第1章

有条不紊地养育好两个孩子
照顾好大孩子是育儿成功的关键

家中两子的育儿时间表	2
养育两个孩子，既苦恼又快乐	4
住院时以及出院后对大孩子的关怀	20
如何关怀大孩子	27
轻松跨越难关，养好两个孩子的诀窍与技巧	31
每天的照料	51

第2章

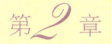

产前准备与度过孕期的方法
和大孩子一起度过孕期

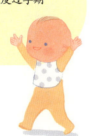

二胎妈妈的孕期日历	54
生育二胎时的合理产前准备法	66
二胎的产前准备	80
重新认识一下生完头胎的妈妈们的身体吧	82
值得注意的二胎孕期身体变化大比较	87
利用简单训练，提升肌肉力量	95
想要顺产，不可不知的妇产医院选择要点	99
二胎孕期问答	109

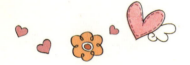

第3章

生二胎与产后身体状况
二次生产更不能大意

生二胎 开始与经过大研究	120
二胎生产经过如何？	123
二胎妈妈住院后的生活	134
产后的身体恢复与保养	141
令人忧心的问题会反复发生吗？	148
自我克服怀孕到生产时的难题	156

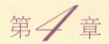

第4章

缓解育儿中产生的疲劳
给辛苦养育孩子的妈妈们的援助

如何让劳累的妈妈恢复活力	160
你是否患有产后抑郁症？	165
你是否与丈夫的关系发生了变化？	173
给即将重返职场的妈妈们的一些建议	179
妈妈们的内心烦恼	188

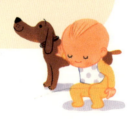

第1章

有条不紊地养育好两个孩子

照顾好大孩子是育儿成功的关键

爸爸、妈妈通常会下意识地优先去照顾小的孩子。其实,大孩子才是我们更要尽量去留意的。稳定好大孩子的情绪后,养育小的孩子也会变得得心应手、轻松自如了。

妈妈:矢岛舞　　**宝宝**:莉央(2岁7个月)　隼人(9个月)

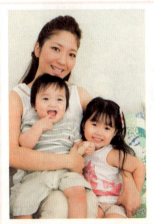

平时孩子爸爸不在家的时候,一天的时间转眼就过去了。现在还不能单纯使用语言对莉央进行教育,这对我来说是有些麻烦,但是她并没有出现行为倒退现象。最累人的就是给两个孩子洗澡和哄他们睡觉了。我养成了提前计划好,然后尽早行动的习惯。养育两个孩子或许的确是要苦恼两倍,但是由此收获的幸福也是倍增的。

育儿的哪方面最苦恼？需要哪些技巧？
家中两子的育儿时间表

"家里有了两个孩子的话，育儿也会麻烦加倍吧？！"
现在，我们就来具体看看努力带好两个孩子的妈妈的生活吧！或许，你会从中发现成功养育好两个孩子的诀窍。

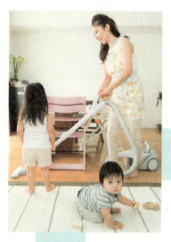

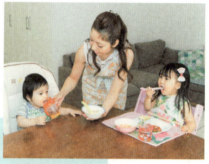

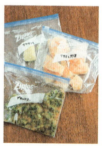

婴儿辅食要统一制作并冷冻。

10:00
小睡（30分钟—1小时）
游戏、爸爸去上班
上午做完家务
上午是孩子们心情较好的时段。"此时做完打扫、洗衣等家务后，一天都会过得有条不紊。"

9:00 早餐

8:00 起床

13:00
午餐、哺乳
孩子们的辅食要冷冻
不想把时间浪费在准备餐点上的话，晚餐就要多做些，留出来作为第二天的午餐。"隼人的辅食也可以一次做出几天的份儿来。"

14:00
去早教中心（每周3次）
外出时要用婴儿车和婴儿背带
将到处乱跑的莉央放进婴儿车，把隼人背上就能外出了。"早教中心在室内，他们可以安全地玩耍。"

16:00
回家、哺乳

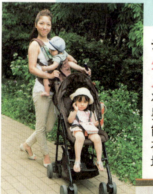

要带的东西尽量少而精，这些是两个孩子要用到的。

第1章 有条不紊地养育好两个孩子

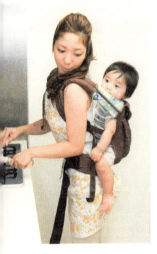

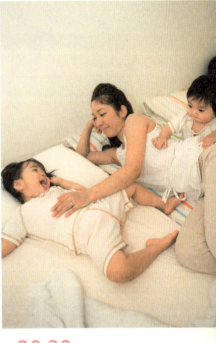

17:00
小睡（30分钟—1小时）
傍晚时背着孩子做琐事
晚饭要趁隼人睡着时准备。如果琐事太多就背着孩子做！如果听到莉央的哭声，那么就要停止做家务，马上去和她说话。

18:00
晚餐
抱抱撒娇的莉央，培养母子感情。

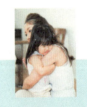

19:00
洗澡
或许，洗澡是最苦恼的！
让两个孩子同时去洗澡真是太不容易了。首先将隼人抱出浴缸，放入学步车（孩子会翻身前放在婴儿摇篮里），然后带他到换衣间。

20:30
哄睡大女儿
分两次哄孩子睡觉
和莉央去寝室，唱催眠曲哄她入睡。然后给隼人哺乳。"有时候好不容易才哄睡了他们，结果他们却又马上醒了！"

21:30
哄小儿子睡觉（哺乳）

23:00
妈妈时间
要珍惜属于自己的时间
孩子睡了后，终于迎来了属于妈妈自己的时间。此时可以动手做婴儿服、护理指甲或是享受网上购物之乐。

1:00
睡觉

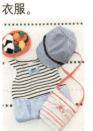
利用自己的兴趣为孩子们做衣服。

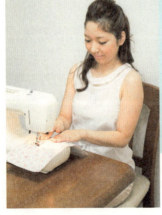

两个孩子相差1岁到相差6岁，养育方式有所不同

养育两个孩子，既苦恼又快乐

相差1岁，大一点的孩子也还需要照顾。这时可以把他们当作两个婴儿来抚养

[两个孩子相差1岁的话，不要期待大一点的孩子能够扮演好哥哥或姐姐的角色]

要抚养两个年龄差在1岁左右的孩子是相当辛苦的。这时大一点的孩子在吃饭、排便、睡眠规律等方面还不稳定，正是需要家长照料的年龄。如果此时家里又多了一个不能自理的婴儿，那你就必须在抚养孩子上做好"家里出现了两个婴儿"的心理准备。

这时，大一点的孩子还不能控制自己的情绪和行动，不要指望或是期待他能够明白你所说的"你是哥哥/姐姐，你要听话"之类的话。

此时还要确保当妈妈感觉到疲累时，有人能够帮助妈妈，这也是很重要的。

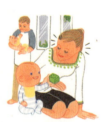

苦恼 被孩子折腾得筋疲力尽

总之，照顾孩子的妈妈们一定要有体力。一位妈妈说："总是感觉自己处于筋疲力尽的状态。小儿子好不容易睡着了，结果又换成大儿子开始哭闹了……虽然有时我也想去散步，但实在是忙得没时间。"（大儿子陆1岁10个月，小儿子海6个月）

当小一点的孩子会走路时，你又会有以下的烦恼。一位妈妈说："带两个孩子去超市时，因为眼睛要时刻盯着两个孩子，所以根本没办法去买喜欢的东西。"（女儿桃香2岁9个月，儿子一树1岁4个月）

另外，两个孩子会因为争抢东西而打架，吃饭时还会打翻饭碗，此类会让妈妈们感觉苦恼的地方举不胜举。

快乐　年龄差距小，省钱

很多妈妈都说两个孩子年龄差距小，经济上感觉轻松。一位妈妈说："虽然老大是女孩，老二是男孩，但是两个孩子还小，也没什么自己的喜好，所以姐弟两个可以共用一个玩具，这样就不用再买新玩具了。"（女儿真凛2岁4个月，儿子佑介9个月）

另外，小孩的衣服尺码基本上都相同，因此两个孩子可以轮换着穿，这也是好处之一。而且也不会发生因为旧衣服遭了虫蛀或有了污渍而不能穿的问题了。

虽然两个孩子小的时候带起来很辛苦，但是这种苦恼会在短时期内结束，这也是两个孩子年龄差距小的好处。一位妈妈说："两个孩子都上小学后，突然感觉属于自己的时间充裕了。现在我正考虑考个资格证书什么的。"（大女儿杏奈8岁，小女儿美红7岁）

大孩子的心理变化是？　直接对弟弟/妹妹表现出敌意

即便只相差1岁，当自己有了弟弟/妹妹后，大一点的孩子也会感觉到很开心。与此同时，他也会察觉到出现了与自己争夺父母的爱的对手，因而又会变得不开心。妈妈一定要特别留意你的孩子出现的这种感情上的转变。

因为大一点的孩子还不能控制好自己的力量，所以不要让他单独和弟弟/妹妹待在一起。在大孩子想要逗弄弟弟/妹妹时，可能会因为他压在了婴儿身上而使婴儿发生骨折。另外，大一点的孩子并不知道婴儿脆弱、没有抵抗力，所以他们心情不好时可能会直接去抓、掐或是咬婴儿，这需要家长们注意。

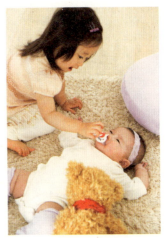

但是，有时大孩子会为自己的弟弟/妹妹读书或是喂饭，做出哥哥/姐姐该有的举动。这时要毫不掩饰地对大孩子进行夸奖。

大孩子出现行为倒退现象时妈妈们的应对方法

* 我的女儿开始拿走属于弟弟的安抚奶嘴。她会扔掉奶嘴,或是用它来打弟弟。当我感觉这样不对时,就问女儿:"美月,你也想要和小宝宝一样的奶嘴吗?"她回答"嗯",于是我为她买了她能用的安抚奶嘴。在小儿子要用安抚奶嘴时,我也会给大女儿用。大约过了一个月,女儿自己说"不用了",并且不再做危害弟弟的事情了。(女儿美月1岁11个月,儿子夕树7个月)

* 大儿子开始时非常生气,有时还想去咬弟弟。这时我拿出了大儿子还是婴儿时的照片给他看,并且告诉他"你这个哥哥原来也是这么小哦,妈妈那时候总是抱着你呢"。这样对大儿子说了他小时候的事情后,他生气的次数就慢慢减少了。(大儿子了2岁3个月,小儿子周3个月)

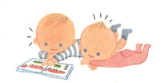

大孩子能够帮忙做这些事情

* 我女儿会帮忙拿尿布,并且将用过的尿布团成团儿扔掉。另外,她还会翻开书,随意地编故事讲给弟弟听。(女儿诗织2岁9个月,儿子雄亮1岁4个月)

* 听到妹妹哭了,我的大儿子就会抚摸她的头,安慰她。看到妹妹要做危险的事情时,他就会大喊:"妈妈,快来!"(儿子拓也3岁,女儿笑美1岁9个月)

* 女儿2岁半后,她就开始每天帮忙照顾弟弟了。她会给弟弟喂饭、吃点心,给他喝水,等等。弟弟洗完澡后,她还会帮弟弟换衣服。她似乎很喜欢这个过家家的游戏。(女儿美香2岁8个月,儿子勇斗1岁5个月)

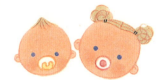

相差2岁，大孩子的脾气暴躁，妈妈需要打起精神来应对

[每天都要应付自我意识开始萌芽的大孩子]

2岁大的孩子开始萌生出"自己的事情自己做"的意愿了。这时的妈妈不必任何事都亲力亲为，多少会感觉轻松一些。

但是，如果这种自我萌芽没有按照孩子所想的去进行，那么孩子就会马上变得暴躁起来，有时还会变得十分任性。因此，这时的妈妈既要应付好善变的大孩子，还要照顾好小的孩子，总之需要你打起精神去应对。

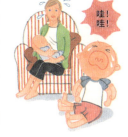

尽管如此，在大孩子心情好时，他也会帮助你做些事情。

苦恼　因为抢东西而打架

当小一点的孩子快满1岁时，经常会发生两个孩子打架的现象。其中打架的首要原因就是抢东西。一位妈妈说："当妹妹在玩姐姐的玩具时，姐姐就会突然跳出来说：'这是我的，你不能玩！'然后就把玩具抢回去了。被抢了玩具的妹妹这时就会大哭起来。"（姐姐夏海3岁1个月，妹妹春菜11个月）

此时如果小的孩子进行反抗，那么打架就会变得更加激烈！

另外，还有很多妈妈说，两个孩子的随心所欲也很令人头痛。"其实当儿子哭闹的时候正适合两个孩子一起玩，可这时候的姐姐却正沉浸在一个人玩耍的快乐中，根本不理会弟弟。反而是在弟弟正玩的时候，姐姐又过去捣乱，结果把弟弟给弄哭了……"（女儿怜音3岁4个月，儿子庆8个月）

虽然此时的大孩子的体力加强了，但还是走不了远路。因此，在散步或是买东西的中途，大孩子总会说："走不动了，抱抱！"所以很多妈妈会说"只能在附近活动"。

快乐 安抚好大孩子也能获得帮助

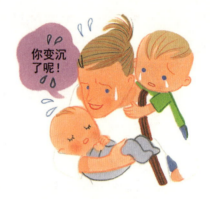

你变沉了呢!

与相差1岁的两个孩子相比,相差2岁的孩子已经能够做出大哥哥、大姐姐应有的行为了,他们也会积极地帮助妈妈做事情。"他会给妹妹拿玩具,和她说话,还会抱抱她。好像稍微注意不到,妹妹就会有危险一样。多亏有儿子帮忙了。"(儿子天空2岁8个月,女儿紫月6个月)

有位妈妈对大儿子照顾有加,但对小儿子就不太留意。"我的小儿子很坚强。即便你没有过多地照顾他,他也能独立地成长起来。"(大儿子佑辅2岁8个月,小儿子庆和5个月)因为在养育两个孩子上游刃有余,所以妈妈也感觉很轻松。

另外也有妈妈说:"或许是丈夫看我养育两个孩子太辛苦的原因吧,他最近开始帮我给孩子换尿布,或是喂孩子吃辅食了。"(女儿枫花2岁9个月,儿子海斗7个月)得到了爸爸的帮助后,妈妈自然就会变得轻松了。

大孩子的心理变化是? 开始产生嫉妒心理的年龄

两个孩子相差1岁以上时,大孩子会觉得小的孩子可爱,因此虽然做得不好,但也会想要给小的孩子换衣服或是喂饭等,这时的大孩子开始能够做出一些值得信赖的举动了。

而另一方面,此时的大孩子已经到了清楚意识到"私有物"这一概念的年龄,所以当他们觉得"我的爸爸、妈妈"被弟弟/妹妹抢走时,他们就会产生强烈的嫉妒心。

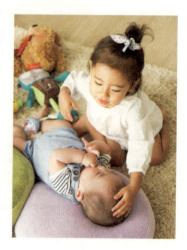

当妈妈在给小的孩子哺乳时，有可能会感受到大孩子紧盯不放的视线。这时，幼小的哥哥/姐姐其实是在嫉妒。此时的妈妈应该招呼大孩子过来，并且抱他坐在自己的腿上。也许大孩子还会说要和弟弟/妹妹一起喝妈妈的奶，如果是那样，也要给大孩子喂奶。

当大孩子感觉到悲伤时，最能够治疗他的悲伤的就是妈妈的爱。即便是大一点的孩子，毕竟也还是小宝宝，所以妈妈们一定要多多给予他们关爱。

大孩子出现行为倒退现象时妈妈们的应对方法

* 孩子黏着我，到了睡觉时间却说"我还想玩"，然后就号啕大哭，这真的使我们很困扰。我和丈夫商量过后，决定在一段时间内，凡是到了休息日，就让大女儿单独和爸爸，或是单独和我待上一天。这样她就能独占父母了。自那以后，大女儿就不再任性了。（大女儿奈央3岁2个月，小女儿美来1岁）

* 我的大儿子突然变得暴躁起来，于是在小儿子睡着时，我会给他大大的拥抱，并和他做游戏，我还会不断地对他说"我最喜欢你""你是妈妈的宝贝"之类的。虽然大儿子会不好意思地说"不要说啦"，但是却看起来很高兴。（大儿子勇太3岁9个月，小儿子优志5个月）

* 大女儿开始像婴儿一样牙牙学语，并且开始吵着要抱抱。这时候最好以大孩子为优先。（大女儿纯3岁3个月，小女儿响10个月）

大孩子能够帮忙做这些事情

* 当小儿子哭时，大儿子就会马上过去哄他，他会做鬼脸逗弟弟笑。这样一来，小儿子就真的不哭了，还会变得很开心，大儿子真是帮了我大忙。（大儿子隆盛3岁1个月，小儿子贵隆9个月）

* 我儿子会陪着妹妹一起玩，当妹妹哭时，他就会马上告诉我："妈妈，妹妹哭了。"（儿子圣空3岁4个月，女儿花恋8个月）

> * 在我洗澡的时候,我女儿会待在客厅里哄着弟弟玩。这期间她会给弟弟读绘本、唱歌,就像保姆一样。(女儿菜摘3岁8个月,儿子大地1岁7个月)
> * 洗完澡时,大女儿会用毛巾为小女儿擦干身体,然后为她梳头,还会为她擦鼻涕和眼泪。(大女儿凌乃2岁11个月,小女儿樱11个月)

*相差3岁,*大孩子自己能做的事情增多了,此时的妈妈养育二胎会轻松些

[大孩子此时能有哥哥/姐姐的样子了]

此时的大孩子已经开始认识到自己成了哥哥/姐姐,因此会对自己的弟弟/妹妹进行照顾。

此时的大孩子大多已经学会自己上厕所、刷牙、换衣服以及吃饭等日常生活中的事情,因此妈妈几乎不需要对大孩子进行照料了,这时养育二胎会非常轻松。

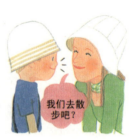

我们去散步吧?

尽管如此,这个年龄的大孩子仍然喜欢撒娇。妈妈们不要觉得大孩子是哥哥/姐姐,就让他们过度忍让。要时常留出些时间和大孩子单独相处,大孩子也非常需要你的疼爱。

苦恼 能做到的事情也做不到了

3岁以后的孩子不再使用尿布,而且也学会了规规矩矩地吃饭。但当家里多了一个新生儿后,大多数大孩子就会出现尿裤子或是让妈妈喂饭等行为倒退的现象。一位妈妈说:

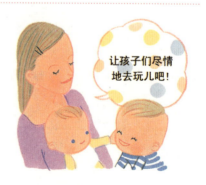

让孩子们尽情地去玩儿吧!

"大儿子已经改正的啃指甲的毛病又发作了。他说话也开始结巴了,我还因为担心而去咨询过医生。悄悄地留心他一段时间后,这些现象就不知不觉地改正了。"(大儿子直哉5岁1个月,小儿子岳到1岁11个月)

三岁以后的儿童大多都会记住比较暴力的游戏,这让妈妈们很不安。一位妈妈说:"我的女儿喜欢玩突击队员的游戏,她会从沙发上跳下来,或者是假装在教训敌人,她还会用玩具枪模仿开枪等等,非常暴力。我很担心她会踩到弟弟。"(女儿梨乃3岁11个月,儿子智弘9个月)

快乐 大孩子能够理解语言了,这对妈妈大有裨益

3岁以后的孩子已经能够听懂大人说的话了。一位妈妈说:"在我照顾小宝宝忙的时候,只要对大女儿说'等一会儿弟弟就喝完奶了,之后我们就一起玩哦',她就会很听话地等着。"(女儿麻耶4岁,儿子隼人7个月)因为大孩子能够理解语言了,所以妈妈的负担多少会减轻些。

有段时期的大孩子还会模仿大人,想要给大人帮忙。如果妈妈能将孩子的这种情绪引导好,那么养育两个孩子就会变得很轻松。

"女儿只要系上围裙,就会变身为'保姆'。她会在吃饭时帮我摆放好碗筷,看见我要喂弟弟吃辅食,她就会说'妈妈不能吃这个,要给弟弟吃哦',然后她就会帮我给弟弟喂饭。"(女儿华3岁9个月,儿子俊8个月)

对大孩子多加夸奖,那么他就会喜欢上帮忙,从收拾玩具到照顾弟弟/妹妹,大孩子能够帮忙的地方很多很多。

大孩子的心理变化是? 注意不要让孩子过度忍让

3岁左右的孩子开始懂得忍耐以及等待,此时是孩子学会自我控制的时期。

因此,当大孩子看见妈妈忙着照顾弟弟/妹妹时,很多大孩子都会想"其实我想和妈妈玩游戏,但是现在小宝宝哭了,所以我要

忍一忍",所以很多孩子都会因此而忍让。

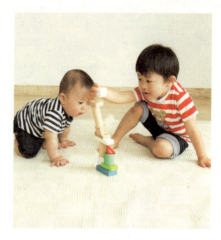

忙着照顾两个孩子的妈妈们可能会觉得"有个听话的哥哥/姐姐真是太好了",但是也要注意,不要让你家的大孩子过度忍让。孩子如果过度忍让会使他的压力加大,最终招致身体不适或疲劳,那样反而会让父母更加为难,而且那还会引发恶性循环。

3岁后的孩子已经听得懂大人说的话了,因此妈妈们要时而温柔地对大孩子说"有你在真是帮了妈妈大忙了""你是妈妈的宝贝"之类的话。

大孩子出现行为倒退现象时妈妈们的应对方法

* 我刚带着小女儿从医院回家时,大女儿马上就开始抓着毛巾睡觉了。我对她的这种行为进行了一段时间的观察。一天她自己说"我不要这个了",然后就放开了毛巾。我想那时候,大女儿的心里一定很纠结吧。(大女儿实铃3岁8个月,小女儿珠美4个月)

* 总之,我家的老大开始变得非常任性。而且,本来自己能做的事情也非要嚷着"一定要和妈妈一起做"。这种时候,比起照顾女儿,满足儿子的要求才是更好的选择。(儿子毅留5岁,女儿爱理1岁3个月)

* 女儿开始咬指甲,听到她弟弟的哭声,她就会说"妈妈抱"。在孩子爸爸休息时,除了给小儿子哺乳外,其他的事情我都交给爸爸帮忙去做,而我则会和女儿尽情地玩耍。(女儿梦花3岁2个月,儿子朝登1个月)

大孩子能够帮忙做这些事情

* 自从女儿自己学会换衣服后,她就会帮着小弟弟换衣服。首先,她会从抽屉中拿出衣服进行挑选,然后脱掉弟弟现在穿的衣服,给他换上新衣服,最后再系上纽扣,一切都做得非常棒!(女儿悠理4岁1个月,儿子悠也1岁)

* 大女儿会给小女儿喂点心吃。吃完点心后,她还会用湿巾给妹妹擦嘴和手。然后她还会说"好了,擦干净了"。感觉她就像是个老师一样。(大女儿都4岁2个月,小女儿若奈10个月)

* 我的小儿子有时候会睡着睡着就开始哭闹。这时候,我的大儿子就把他喜欢的枕头拿给小儿子,然后为弟弟盖上被子、拍拍弟弟。小儿子可能是很开心吧,他会很快安静下来,然后慢慢就睡着了。说实话,大儿子比我还会哄小儿子睡觉。(大儿子恭平5岁2个月,小儿子龙马1岁6个月)

相差4—5岁,哥哥/姐姐能够进一步帮忙照顾弟弟/妹妹了,妈妈的负担进一步减轻

[大孩子也感觉到了弟弟/妹妹的可爱,育儿变得轻松了]

相差4—5岁时,大孩子很少会和弟弟/妹妹吵架,妈妈也用不着终日对他们大喊大叫了。由于大孩子已经不需要照顾了,所以妈妈能够集中精神照顾小的孩子。

这一年龄段的大孩子多数都很想有个弟弟或妹妹,有的还会玩自己生孩子的游戏。这时如果家里有婴儿出生的话,大孩子是会协助妈妈的。在让大孩子逐渐帮忙照顾弟弟/妹妹后,妈妈可以在一定程度上放手让大孩子去照顾。

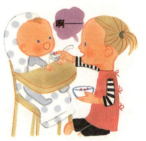

苦恼　对大孩子期望过度导致的失望

有个对婴儿感兴趣、能够帮助妈妈一起照顾小的孩子的哥哥/姐姐固然好,但是也有孩子会对小宝宝漠不关心。一位妈妈说:"大女儿就算看到弟弟在哭也会无动于衷地继续玩游戏,想让她陪弟弟玩时,她也会说'不要',只顾着自己一个人玩,真是一点儿忙都帮不上。"(女儿智美5岁11个月,儿子卓10个月)

如果对于大孩子期望过度,那么他们有时候就会让妈妈们失望了。但是,如果你以"你是哥哥/姐姐,要照顾好小宝宝"为理由,强行要求大孩子去帮忙的话,那么只会获得反效果。

另外,很多妈妈也反映说,大孩子剩下的旧衣服用不上了。一位妈妈说:"因为早打算要二胎,所以老大的衣服都是穿过后干干净净地收起来的。但当拿出来要用时才发现,很多衣服上都出现了黄斑或是虫洞,所以基本上都扔掉了。"(儿子文弥5岁8个月,女儿圆3个月)希望能在衣物上节俭开支的妈妈们可能会失望了。

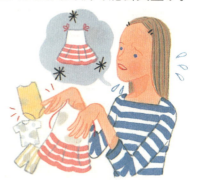

快乐　能够有条不紊地养育小的孩子

大孩子基本上在这个年纪都会去上幼儿园了,因此白天的时候,妈妈能悠闲地和小的孩子待在一起。一位妈妈说:"儿子送去幼儿园后,我便马上开始做家务,甚至做好晚饭的准备工作。然后我就能全身心地疼爱女儿了。当儿子回到家后,我就会以儿子为优先。因为可以分别对两个孩子倾注我的爱,所以育儿十分轻松。"(儿子一真4岁3个月,女儿瑞穗2个月)

或许是为了让妈妈能够多休息,所以这个年龄的大孩子会更多地照顾自己的弟弟/妹妹。"女儿会像我们一样疼爱她的弟弟。如果看到其他的妈

妈在抱她的弟弟,她马上就会过去说'把弟弟还给我'。"(女儿千绘5岁11个月,儿子大介10个月)

吃饭时也是如此。此时的大孩子已经能够按照自己的速度进食了,因此很少会出现妈妈不喂就不吃的情况了。相反,有些孩子反倒不喜欢妈妈帮忙了。这一时间段的大孩子开始逐渐脱离妈妈的照顾,因此在此时养育二胎会很轻松。

大孩子的心理变化是?

哭闹时要用语言表达感谢,传递对他的爱

在有了弟弟/妹妹后,大孩子虽然感觉到高兴,但同时也会产生"爸爸、妈妈对自己的爱会不会被夺走"的不安。

相差4—5岁后,大孩子已经十分清楚地知道"小宝宝"很柔弱,是需要保护的。因此他们不仅不会打或是抓伤婴儿,还会非常绅士地对待婴儿。但尽管如此,家长们也不能太过大意。

如果你家的大孩子在弟弟/妹妹睡着后开始哭闹,或者开始发脾气,做一些让父母头疼的举动,那么这有可能就是大孩子平时忍耐过度而出现的疲劳现象了。这时,你要对孩子说"有你真是太幸福了""多亏有你这个好哥哥/姐姐呢""总是让你忍让,真是对不起哦"之类的话,利用话语去宽慰他。如果妈妈们能够稳定好大孩子的情绪,那么他们就会做出更加符合哥哥/姐姐身份的行为。

当大孩子经常帮忙带弟弟/妹妹时,不要忘了对他说"真是个好哥哥/姐姐",或是"真是谢谢你的帮忙"等表达感谢的话。

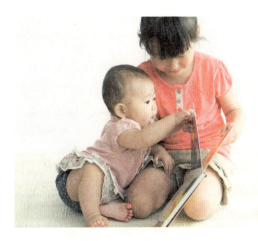

大孩子出现行为倒退现象时妈妈们的应对方法

* 在给小女儿哺乳时,大女儿也说要吃,于是我也让她吸吮另一边的乳房。或许是因为感觉难为情吧,她吸了一次后就再也不说那样的话了。(大女儿美月4岁7个月,小女儿心月8个月)

* 有时大儿子会在我给小儿子哺乳或是哄小儿子睡觉时过来向我撒娇。如果他要做危险的事情,那么我会提醒他,其他时候都是听听他本人的心声,然后再告诉他此刻小宝宝的心情,我还会告诉他小宝宝现在的发育情况。(大儿子悠平5岁8个月,小儿子翔平3个月)

* 我儿子会经常撒娇,只要看到我抱妹妹,他就也要抱抱。这时候,我会认真地听儿子说话,然后用心创造一段只属于我们两人的时间。(儿子敦史6岁9个月,女儿美菜2岁)

大孩子能够帮忙做这些事情

* 儿子听到妹妹在哭就会马上跑过来,给妹妹拿玩具或是唱歌给她听。即便是正在看他最喜欢的动画片的时候,他也会优先照顾妹妹,真是让我很吃惊。(儿子凉4岁2个月,女儿莉理5个月)

* 大女儿会用奶瓶给妹妹喂奶或是果汁,还会给妹妹读书。虽然大女儿看起来像是在玩过家家的游戏,但是她却很疼爱妹妹,她真是帮到我了。(大女儿雏5岁5个月,小女儿沙罗7个月)

* 准备外出时,儿子会在玄关打开婴儿车,做好外出的准备。妹妹哭的时候,他会用发声玩具或是和妹妹说话来哄她。给妹妹换完尿布后,他会把尿布团成团儿扔掉,还会为妹妹准备洗澡水,等等,表现十分活跃。(儿子大地6岁,女儿诗织1岁2个月)

相差6岁以上,哥哥/姐姐是小小保护者。妈妈能够欣慰地看着两个孩子共同成长

[年龄差距大的两个孩子之间的联系可能会减少]

相差6岁以上时,大孩子等于变成了一个小小保护者。对于大孩

子来说,能和妈妈一起照顾婴儿是非常快乐的事情。当他们积极想要照顾弟弟/妹妹时,妈妈们可以交给他们去做。

这时的大孩子应该已经上小学了,因此他们开始喜欢和同学一起玩,或是开始对外面的世界产生兴趣了。这样一来,两个孩子之间的互动可能就会减少。这时生养二胎可能会非常轻松,但大孩子已经不再需要妈妈的照顾了,妈妈或许会感觉到些许寂寞。

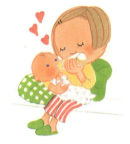

苦恼 体力减退,育儿变得十分辛苦

大多数有两个年龄差距较大的孩子的妈妈都是高龄产妇。很多妈妈都说体力上真是吃不消。一位妈妈说:"我的两个孩子相差11岁,小女儿是我39岁时生的。那个岁数要养育孩子真是太辛苦了。光是晚上起来哺乳就很让人受不了,再加上平时还要照顾孩子,真是太痛苦了。我每天要带孩子散步、玩游戏,还要带着孩子去买东西,每天感觉都是筋疲力尽的,因此只要过了晚上九点,我就好像是电量用完的电池一样。"(大女儿绫音12岁,小女儿琴美5个月)

一些职业女性反映,因为生二胎,她们不得不告别职场。一位妈妈说:"我22岁时生了大儿子,之后一直从事与医疗事务相关的工作。那时原本是有晋升的机会的,但我无论如何都想要二胎,于是在31岁时生了小女儿。在我休产假时,我原来的职位只能交给他人接手。然而当我休完产假后,我原来的职位已经没有了,所以我只好辞职了。"(儿子庆大10岁,女儿香苗9个月)

现实就是如此残酷。

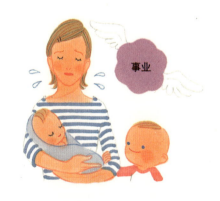

快乐 大孩子的协助比爸爸的帮忙更加有用

因为大孩子已经不再需要妈妈的照顾,所以这时候养育二胎的感觉就和养育一个孩子一样。不仅如此,在大孩子愿意帮忙的时候,你会觉得育儿更加轻松了。"我儿子在洗澡时帮了我很大的忙。因为他会帮妹妹洗澡,所以我就能悠闲地洗个澡了。"(儿子健太13岁3个月,女儿美优2岁1个月)

比起总是晚归的爸爸,大孩子的帮助会更大。

很多妈妈都说,随着年龄的增长,单是获得了期盼已久的婴儿就已经能让心灵得到治愈了。

"我一直想要二胎,但是却一直怀不上。然后,在生下大女儿的7年后,我终于如愿以偿了。因为已经有了养育大女儿的经验,所以不论小儿子怎么哭闹,我都不会太在意了。单是想到我能够抱着这个孩子并抚养他长大,我就已经感觉非常幸福了。"(女儿由香里8岁,儿子慎吾6个月)

大孩子的心理变化是? 无法很好地表达出自己的寂寞感

由于大孩子在很长一段时间里都是独占父母的,因此当弟弟/妹妹出生后,虽然他也会感觉到开心,但是也会产生强烈的寂寞感。如果两个孩子的年龄差在6—7岁,那么大孩子有可能会通过向父母撒娇来表达自己的寂寞。但如果年龄差在8岁以上,那么大孩子就可能会因为害羞而无法将想要帮忙或是寂寞等感情很好地表达出来。

两个孩子的年龄差距越大,大孩子就越会隐忍,长此以往,大孩子有可能会患上抽搐症或是尿床症。当你察觉到大孩子的寂寞时,你一定要用语言去安慰他。可以对他说"让你感觉孤单了,对不起哦""妈妈太忙了,没能和你一起学习,真是对不起"之类的话,在你们两个人独处时,你就可以用这样的话语安慰他。在这种年龄差下,大孩子可以只用语言来抚慰了。

有些大孩子还会帮助妈妈照看弟弟/妹妹,

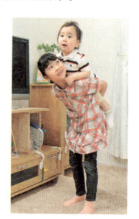

因此别忘了在他们帮忙时表达感谢。

如果大孩子对于弟弟/妹妹毫不关心，那么也不要强行要求他去照顾小的孩子，可以温柔地对他说："我们一起照顾小宝宝好不好？"

大孩子出现行为倒退现象时妈妈们的应对方法

* 在我出院后，大女儿就冷冰冰地说"还是妹妹可爱"。我觉得这样下去不好，于是就和丈夫两个人一起多多疼爱大女儿，给她足够的亲情。1个多月后，大女儿就不再说那样的话了。（大女儿凌7岁1个月，小女儿瑠乃1岁1个月）

* 当小女儿在哭，或是要喂奶时，我儿子就会故意说有事情要我帮忙，还说要我以他为优先。我会尽量满足他的要求，实在做不到时会让他先等一下。（儿子凛太郎6岁6个月，女儿莲花4个月）

* 我出院大约2个月后，大女儿开始变得像婴儿一样吵着"要吃奶""要抱抱"。现在，我像对待小宝宝一样，给她喂奶，也抱着她，尽量努力平等地对待她们两个。（大女儿堇8岁7个月，小女儿瑞穗6个月）

大孩子能够帮忙做这些事情

* 听到妹妹哭了就会马上和她说话或是抱起她，还会拿玩具来哄她玩。有时候也会折纸、做手工玩具给妹妹玩。（大女儿玲奈7岁，小女儿丽央8个月）

* 每次洗澡时，当我洗完后，大女儿就会给妹妹脱衣服，然后带进浴室。当我给小女儿洗完澡后，大女儿会接过妹妹，给她穿好衣服，甚至还会固定好尿布。真是非常会帮忙。（大女儿美月6岁10个月，小女儿菜2个月）

* 总之，我的大儿子好像什么都想做。换尿布、冲牛奶、换衣服，一边说着"哥哥帮你做"，一边非常积极地行动着。有时突然发现尿布没有了，他这个哥哥也会马上去买回来，简直就像是个小爸爸！（儿子翼9岁3个月，女儿优芽10个月）

当孩子经受父母"不再只属于自己"的考验时

住院时以及出院后对大孩子的关怀

要和最爱的妈妈分开了！ 妈妈准备住院时，大孩子的烦恼

[对于妈妈和大孩子来说，住院都是件痛苦的事情]

终于，第二个孩子降生的日子来到了！这对于妈妈来说是最后的努力阶段，此时对于大孩子来说也是如此。因为他们会和自己最爱的妈妈分开一个多星期的时间，所以这可是他们人生中的一个重大事件。下面就是在这段时期内，妈妈们感受到的"大孩子的痛苦"。这可能会是每个二胎妈妈都会经历的，所以请仔细看看吧！

* 我家的老大在婆家暂住了一个星期。那段时间里，婆家人把他当作小皇帝一样对待，零食随便吃，果汁随便喝。等我回到家里时，那孩子完全成了一个任性的小魔王。没想到我的公公婆婆竟然应付不了一个3岁孩子，他们为了让孩子能够乖一点，于是就开始给孩子吃起了零食。要是我提前去下婆家，把吃零食的事情说一下就好了。（小儿子隆嗣1岁3个月）

* 我的大女儿（3岁2个月）平时完全不用我操心，所以我觉得把她放在娘家待几天肯定没问题。但当我住院后，我竟然听说我女儿每天都在哭。当我从母亲那里听说这件事时，心里真是难受极了。因此，出院后我都是首先疼爱大女儿的。（小女儿真昼3个月）

* 大儿子（5岁1个月）在家时撒娇又任性，是个非常淘气的孩子。由于他的感情起伏总是很剧烈，所以我时常会为二胎生下来后的

情景犯难。在我住院期间，我将他送去了娘家，没想到家里人却说他是个非常听话的孩子。我想这孩子可能是不想让我烦心吧，但这样反而更让我觉得孩子可怜了。等我出院后，任性小魔王又复活了！看到他那个样子，我真是松了一口气。（小儿子龙之介1岁8个月）

* 因为羊水突然破了，所以我没来得及向大女儿（6岁1个月）说明情况就突然住院了。由于大女儿丝毫没有心理准备，所以感觉很混乱，边哭边说"妈妈没有了"。我也是因为羊水破了就慌了，根本来不及理会大女儿了。现在想起这件事，还是会觉得我的大女儿真是好可怜啊。（小儿子佑树4个月）

* 在我住院期间，我家老大（4岁6个月）白天上幼儿园，晚上就由孩子他爸照顾。因为孩子他爸对给孩子做饭、哄孩子睡觉这些事情都很生疏，所以做起事来相当花时间，一听到孩子哭更是头疼。孩子的生活规律都被打乱了。那时候我要是事先把家里的事情向爸爸交代好，并且把老大的生活习惯也告诉他的话就好了。那时候光顾着担心孩子，结果却没考虑到孩子爸爸，这可真是我的失误了。（小女儿和花3岁7个月）

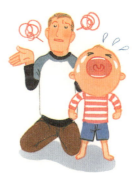

建议 大孩子成长的好机会。不要忘了提前做好准备

感觉到寂寞是正常的，做好孩子会哭的心理准备

妈妈住院生小宝宝期间，大孩子会与妈妈分开一个星期，这时的孩子会感到寂寞是很正常的。由于孩子的年龄不同，表现也会有所差异，但基本上，幼儿离开母亲半天就

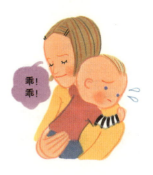

会感觉到寂寞了,即便是儿童,离开母亲一天后也会感觉到难受,这是很正常的情绪表现。尤其是1—3岁之间的幼儿,他们是最需要通过拥抱等肌肤接触来确认父母对自己的爱的,否则他们就会感到不安。而妈妈住院后,他会有一个星期见不到妈妈,因此孩子会哭也是理所当然的,家长们一定要提前做好心理准备。

孩子身边的亲人最好能够理解大孩子的这种寂寞感。如果有人能够理解自己,并能与自己的心情产生共鸣,那么孩子就会感觉舒服一些。

进行暂住预演会更放心

为了能让妈妈安心住院,很多事情都要事先做好准备。首先,我们要想好大孩子暂住在哪里,或者谁能照顾孩子,这些都要先和身边的人商量,再做出决定。诸如孩子不爱睡觉、爱尿床等容易令看护者感到为难的事情要事先列出清单,并在清单上写出相应的对策。

当孩子要暂住在娘家或婆家等自己家以外的地方时,最好给孩子带上些他喜欢的物品。比如妈妈的照片,孩子喜欢的被褥、绘本、餐具等,如果孩子感觉新环境与自己家没有太大出入,那么他的情绪就会稳定。还有,如果能够进行几次暂住预演,那么真正出现问题时,无论哪一方都会觉得放心了。

妈妈回来后,要多多夸奖大孩子

妈妈可以在住院前给大孩子讲讲小婴儿来到家里的故事绘本,或者反复告诉孩子"妈妈要稍微离开家一段时间,然后会带小宝宝一起回来"。如果要把孩子送去别人家暂住,那么也要告诉孩子那里的具体生活是怎样的,能做哪些快乐的事情,等等。比如对孩子说:

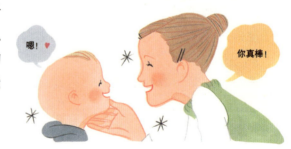

"你要去爷爷家里住几天。爷爷会带你去动物园玩,高兴吧?"这样孩子就会多少对暂住产生一些期待。当妈妈出院回来时,一定要给大孩子一个大大的拥抱,并且要多多夸奖他。这样大孩子的信心会增强,这也是让他们在不久后意识到自己已经是哥哥/姐姐的一个阶段。

妈妈和婴儿一起出院了。大孩子的困扰

[大孩子也在适应环境的改变]

知道妈妈出院了,大孩子会很高兴。然而当他看到妈妈怀中的小宝宝时,大孩子会察觉到家里的气氛变了。虽然大孩子知道"小宝宝会到家里来",但当他亲眼看到自己的妈妈幸福地看着小宝宝的样子时,大孩子自然会感到迷惘。很多妈妈都感觉自己出院后"大孩子变了",这时的大孩子一定也在努力忍耐,或者正在拼命去理解现状吧。如果不想让自己因为大孩子的突然改变而感到不知所措,那就快来看看其他妈妈的经验之谈,早早做好心理准备吧。

* 每次要给小儿子哺乳时,我家的老大(2岁7个月)就会抱着我的胳膊捣乱。而且还会在我看不见时对弟弟又掐又打,还会骑在他身上挠他。我真是一刻都不能分神,每天都是怒气冲冲的。(小儿子宁生1个月)

* 只要妹妹哭,哥哥(3岁9个月)就一定跟着哭。这究竟是为什么啊?我都要因此而抓狂了。(小女儿美穗3个月)

* 当我住院回来后,我发现我的大女儿(4岁4个月)变得嘴甜了。当着和我们同住的奶奶的面,她会说"我最喜欢奶奶了",在我面前时,她又会说"我最喜欢妈妈"。她学会了看人脸色来改变自己的态度了。虽然这也算是孩子天生的一种智慧,但是我却觉得她的行

为不再像孩子，因此也没有以前可爱了。（小女儿伶音6个月）

* 当我生小儿子时，我的大女儿正好要上小学。那时候的她似乎情绪很不稳定。她变得更加任性、易怒，每天都在和我吵架。她一定是想让我多关心她，但我却在忙着照顾小儿子，结果她就觉得自己很可怜。（小儿子克典1岁1个月）

* 每次在给妹妹哺乳时，哥哥（2岁3个月）都会大哭不止，真是太令人头痛了。我向周围的朋友请教，也去了保健所咨询，结果都说"你要多关心他"。大儿子正处于反抗期，即便我想抱他，他也会说着"不用"就逃开了。因此他就更加嫉妒妹妹，有时还会打她。我在生二胎前真是没想到会变成这样。（小女儿真朝7个月）

* 我家养了一只吉娃娃。自从小儿子出生后，我的大女儿（7岁1个月）就开始虐待小狗，而且也不再带小狗去散步了。我觉得她好像把自己隐忍的感情都发泄在了小狗身上，于是有时间的时候我就会抱抱她，现在她的情绪稳定多了。（小儿子流星1岁2个月）

* 本以为自己不能再次生育了，没想到就在我放弃时却自然怀孕了。生下小女儿时，我简直高兴死了。但是小女儿出生后，我的大女儿（8岁11个月）却突然说："你生了小宝宝，是不是就不要我了？"我当时真是吓了一跳。然后我就开始更多地给予大女儿肌肤接触，只要她问"你喜欢小宝宝还是我？"之类的问题，我的回答全都是"喜欢你"。现在，她开始说"谢谢您生了小宝宝和我"了。（小女儿米娜9个月）

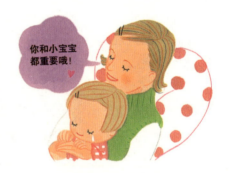

建议　安抚好内心在"喜悦"和不安之间游走的大孩子的复杂情绪

有了兄弟姐妹，没有孩子会不高兴。但是……

看到妈妈抱回来的小婴儿时，大孩子的心情是极为复杂的。一方面，他会因为有了弟弟/妹妹而高兴，而另一方面，他也会自然而然地因为出现了和自己抢夺父母之爱的对手而感到不安。

因此，有些生活习惯上一直行为正常的孩子会突然变得行为异常。这就是所谓的"行为倒退"现象。其成因就是家里多出的小宝宝。此时的父母最该做的事情就是安抚好在正负两种情感间摇摆不定的大孩子的情绪。要制造出能与大孩子独处的时间，要对大孩子说"你能让着弟弟/妹妹，真是太棒了！"之类的话，用亲和的态度以及语言去安慰孩子。

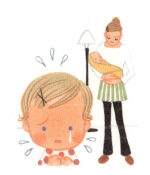

行为倒退是"撒娇"的表现，家长要完全接受这一现象

不论你家的大孩子几岁，他们所感受到的负面情感都是相同的，每个孩子都会感觉到寂寞。当孩子多少出现一些行为倒退现象时，很普遍的一个原因就是他想要以此引起父母的注意，所以他们可能会表现出各种各样的行为方式，二胎妈妈们一定要做好充分的思想准备。

孩子的情绪每天都会变化，有可能当你认为今天的他还会很任性时，他却做出了哥哥/姐姐才会有的举动，这时妈妈们要对大孩子说"你真是个好哥哥/姐姐"，一定要多多夸奖他。当你发现大孩子的行为倒退现象比较严重时，就要在照顾小的孩子的同时给予大孩子拥抱等，安抚好大孩子的寂寞情绪很重要。

当大孩子克服寂寞感后就预示着成长

随着孩子逐渐长大，有些孩子即便感觉到寂寞，也会因为难为情而压抑自己的情绪。不同年龄段的孩子表现寂寞的方式各不相同，因此这也让父母感到很是困扰。不管怎样，他们都有一个共同点，那就是既对有了弟弟/妹妹感到欣喜，又对爸爸妈妈的爱被夺走而感到寂寞。

　　孩子们会一直怀有这种复杂的感情，他们会嫉妒、会哭、会笑，最后克服这一情绪。这是一种成长的机会。爸爸、妈妈们即便看到大孩子们所表现出的负面情绪时，也请将它看作是孩子们成长的一个必要过程，并请温柔地守护你的孩子。

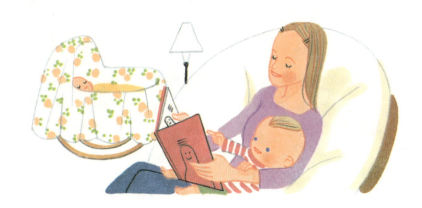

解决大孩子带来的各种状况与困扰

如何关怀大孩子

Q（问，后同） 家里的老大开始出现行为倒退现象了，他非常爱咬指甲，这要怎么办？

A（答，后同） 让他咬到自己满意为止。

行为倒退现象是孩子想要确定父母对自己的爱的一种表现。

他们会故意令父母为难，想要试试父母对他们的容忍度究竟能够达到什么程度。如果孩子做出的是诸如咬指甲之类危害不大的事情，那么就任由他去做，父母只要在旁温柔守护就好。

Q 大孩子开始变得爱撒娇了，但我分不清他是撒娇还是任性，请问哪些可以让他做，哪些应该制止？

A 可以随便撒娇。一旦出现破坏社会规则的举动则要坚决阻止。

当家里出现另一个孩子后，很多大孩子都会感觉父母的爱被抢走了，因而变成了爱撒娇的孩子，这是普遍现象。比如，原本大孩子自己能做的事情，他也会说"让妈妈给我戴帽子""让妈妈给我穿衣服"，无论什么事情都想让父母帮着做。像这种无时无刻都想让父母待在自己身边的撒娇行为，其实是孩子在确认父母对自己的爱。

如果是这样的行为，那么父母可以任由其撒娇，直到他本人满意为止。

当孩子在和小朋友玩耍中出现不守秩序、抢别人的玩具等不遵守社会规则的行为

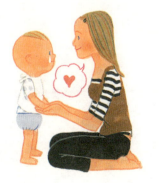

时，家长要马上制止。虽然这些举动也是因为孩子自身的压力而出现的，但却绝对不能纵容。

即便是对年纪还小的孩子，也一样要认真告诉他"这样做不行"。

Q 尽管已经很注意了，但很多时候还是要让我家的老大忍让，我感觉孩子这样很可怜。这对他成长时的人格形成会不会有负面影响？

A 对于人格没有影响。人生中本就需要忍耐。

人生中有时需要忍耐，有时也会出现对手，不可能一辈子都只有好事发生。对于大孩子来说，有了弟弟/妹妹就是他人生中的第一道关卡。即便父母认为对两个孩子是一视同仁的，但实际上我们很多时候还是要让大孩子忍让的。但最为重要的是妈妈能够理解大孩子忍让的心情，利用语言或是态度表现出"你忍让得很好，谢谢你"。这样，大孩子的压力就会减轻，在成长中，他的精神会变得强大起来。

Q 照顾小的已经手忙脚乱了，偏偏赶上大的（2岁2个月）又正值反抗期，无论说什么、做什么都不听，真是让人头疼。

A 妈妈不要一个人承担全部，尽早向身边的人求助吧。

2—3岁是孩子精神上显著发育的时期，这时候的孩子什么都想自己做。所谓的反抗期，实际上是与孩子年龄正相符的一种表现，这本是一件值得高兴的事情。但是此时的妈妈确实是最辛苦的。这时候的妈妈们才更需要孩子爸爸或是家中的老人伸出援手。

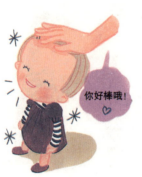

你好棒哦！

妈妈可以在周末的时候回娘家休息一下，或是一个人享受下购物的乐趣，总之要制造出一些能够让自己放松一下的时间。如果周围没有亲人可以拜托，那么也可以把孩子暂时送去幼儿园。

Q 家里的老大对弟弟不感兴趣。我很希望两兄弟能够相处愉快，但是这样下去会不会有问题啊？

A 总有一天哥哥会觉得弟弟可爱的，不要过分强求孩子。

当弟弟/妹妹还在妈妈肚子里的时候，大孩子就已经期待着和他一起玩了。但实际上，刚出生的婴儿只会睡觉，这会让大孩子觉得很没意思。

没有孩子会不为兄弟姐妹的诞生而高兴。妈妈不要强迫大孩子去疼爱自己的弟弟，要耐心等待他自发地对弟弟感兴趣。

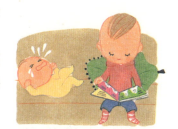

Q 在我家的第二个孩子出生后，原本非常任性的老大突然变成了"乖宝宝"。我很担心他会不会忍耐过度？

A 分清孩子是真的长大了，还是在嫉妒。

如果孩子是真的开始成为"哥哥/姐姐"，那这就是一件喜事。但也要考虑孩子是否出于嫉妒才这样做。这时候有必要对大孩子的心情做出明确的判断。

要观察大孩子是否出现行为倒退现象，当爸爸、妈妈哄弟弟/妹妹时，大孩子是否表情复杂地看着你们，是否会只用眼神传递某种信息给爸爸，等等，总之要慎重观察大孩子的情况。

如果孩子是在嫉妒，那么就要多给他爱抚，填满他心中的裂痕。

如果没有以上情况出现，大孩子食欲旺盛、眼睛有神，还和以前一样活力充沛的话，那就不用担心了。

Q 只要婆婆对我的大儿子说"这都做不到，你要输给弟弟了哦"，孩子就会压力增大，出现竞争心态。如此这般养育两兄弟好吗？

A 尽量不要拿两兄弟做比较，这会导致两个孩子关系不好。

"哥哥都能做到，为什么你做不到？""你这样可就要输给弟弟了"……这种拿两个孩子做比较的话语会让孩子们产生不平等感，这样两个孩子就无法产生真挚的兄弟之情。家长一定要避免说或是做出一些否定其中一个孩子的人格的话，或是差别对待两个孩子。家长最好是通过家庭方针来对两个孩子进行适当的竞争心教育，但一定要注意你的说话方式，要避免时常拿两个孩子做比较。如果听到了婆婆那样说时，妈妈可以安慰孩子："虽然奶奶那么说，但其实你已经很努力了哦。"

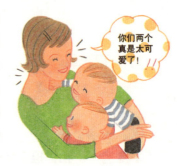

Q 听到我说他是"哥哥"，他就会马上生气。我很希望大儿子能够早点儿有个哥哥的样子啊。

A 只在夸奖他时说"真是个好哥哥"。

原本都是叫大孩子的名字的，但是突然直接称呼变成了"哥哥"后，孩子可能会感觉不知所措。这时，妈妈可以像以前一样喊孩子的名字。当要称赞大孩子时才对他说"你真是好哥哥"，这样，孩子会对"哥哥"这一称呼产生好印象，不久后，当你再这样叫他时，他就不会生气了。相反，如果妈妈对孩子说"你都是哥哥了，这种事情还不会做吗？"那么孩子不仅会对"哥哥"这一称呼感到厌烦，甚至会觉得成为"哥哥"是一件坏事，因此妈妈在说话时要十分注意。

第1章
有条不紊地养育好两个孩子

游戏／吃饭／洗澡／睡觉／外出

轻松跨越难关，养好两个孩子的诀窍与技巧

游戏　两个孩子能够一起玩了，育儿变得轻松无比

[在吵架中也能学到很多，妈妈不要干涉]

从小的孩子会爬时起，两个孩子就能玩在一起了。大孩子的游戏方法多少会有些粗暴，妈妈看到这情景都会很担心吧。但是有个能以儿童的视角陪自己玩的哥哥/姐姐，弟弟/妹妹却是非常高兴的。尽管他们可能会被粗鲁对待，但是他们依然会发出开心的笑声。

随着小的孩子的成长，两个孩子会经常吵架。在争吵中，孩子们会学会忍让以及如何处理挫折等很多东西，因此妈妈们最好不要干涉。

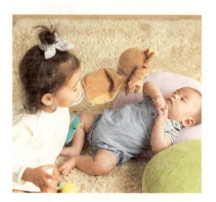

注意事项

不要把细小的玩具等留在地板上

如果把大孩子的小件玩具留在了地板上，那么小的孩子就有可能会误食。如果发生误食，就有可能出现生命危险，因此妈妈们一定要注意。

收好剪刀、铅笔等较为尖锐的物品

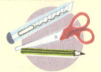

大孩子使用的剪刀、刻刀、铅笔等不要随意放置。一定要放在小的孩子够不到的地方。

为孩子剪指甲

当两个孩子玩耍或是吵架时，过长的指甲容易刺伤对方的眼睛或是抓伤脸或身体，使孩子们受伤。

不要将照顾小的孩子的工作全交给大孩子

越是在两个孩子安静玩耍时越有可能会出现危险。尽量不要让两个孩子单独待在一起。

出去玩

在第二个孩子还小的时候就可以带着他和大孩子一起出去玩了。如果天气晴好，那么可以在大孩子出去玩时一起带着小的孩子出来，这样还能转换心情。但在夏季或冬季出门时要注意！一定要做好防暑、防紫外线或防寒的准备。

夏 季

打开婴儿车的遮阳篷，最好将婴儿车停放在树荫的阴凉处。出门要带帽子、毛巾、扇子等必需品。为防止脱水，奶瓶中要装上白开水。一定要不断地给孩子补充水分。

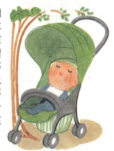

冬 季

推婴儿车出门时，婴儿车上最好带有防风罩。最好多带一条毛毯。如果宝宝的脖子已经硬实了，那么给他披上妈妈的外套就会更加暖和了。

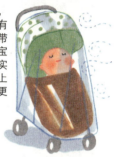

在室内玩

在家里的第二个孩子还小时，他还不能和大孩子一对一地进行游戏。家长可以想些让小的孩子也能一起玩的游戏。这样，小的孩子也会认识到自己是家庭里的一员。另外，能和父母以及小的孩子一起玩，会让大孩子再次确定自己和家人之间的联系。

小宝宝也能参加的游戏更吸引人

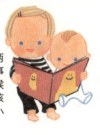

妈妈可以给两个孩子讲故事绘本。有时候也会变成大孩子讲故事给小的孩子听。

利用手绢或纱布遮住脸，然后大家一起玩"不见了，不见了。啪！"的游戏。家人们可以按顺序轮流玩。

当小的孩子会爬后，妈妈可以追着孩子一起爬着玩。孩子很喜欢被人追着爬，因此会对这个游戏充满热情。

第1章 有条不紊地养育好两个孩子

> **我家的情况**

* 女儿把弟弟当成了她的娃娃，因此非常愿意和弟弟一起玩。她会给弟弟的手穿上袜子，还会把纸尿裤戴到弟弟头上。不明所以的小儿子看到姐姐高兴的样子，自己也会笑起来。真是非常温馨的一幕。（女儿小春3岁，儿子修一郎1岁）

* 我家并没有特意为两个孩子把玩具分开，他们也不争抢，基本上两个人是很和平的。洋娃娃、脚踏车等都是两个人共同玩的。（女儿绿5岁，儿子秋生2岁）

* 如果大女儿想玩贴纸或者玻璃球，我就会告诉她"等妹妹睡着了再玩"，希望她能够在妹妹睡午觉的时候玩。有的时候她不听，那我就强制让她背着妹妹！（大女儿美奈3岁，小女儿久美6个月）

* 比起爸爸、妈妈哄着玩，我家的小儿子更喜欢哥哥陪他玩。于是我就会对大儿子说："有哥哥陪着玩，小宝宝很开心呢。"以此哄着他，让他陪弟弟玩。这期间我就能做些家务，真是太好了。（大儿子元5岁，小儿子润11个月）

* 首先要让女儿玩够了。在小儿子出生一个月后，我几乎是每天都会推着婴儿车去公园。让大女儿在公园好好地玩一上午，这样她的午觉会睡得好，我就有时间照看小儿子了。（女儿实铃3岁2个月，儿子大贵4个月）

* 小女儿起床后，我会打伞背着她和大儿子在附近转一圈。小女儿睡觉时，我就和儿子在院子里玩。这时房间的窗子都是开着的，这样我就能听到女儿的哭声了。（儿子优太1岁9个月，女儿美优9个月）

> * 因为我家离娘家很近，所以我会暂时把小儿子放在母亲家里，然后和大儿子去公园里玩，制造一段让大儿子能够独占妈妈的时间。（大儿子圭吾2岁3个月，小儿子宙2个月）
>
> * 夏天时我会带孩子去附近的水上乐园玩。我的小儿子也已经学会坐了，所以两兄弟都要玩疯了。在这里玩也用不着塑料泳池了，真是不错！（大儿子凉辅3岁1个月，小儿子凉果11个月）

吃饭　小的孩子开始添加辅食后，妈妈会有短暂的忙碌期

[忙乱而又快乐的吃饭时间]

孩子每天都要吃饭，因此妈妈的负担会增加。特别是当小的孩子也开始添加辅食后，妈妈们就会更加辛苦。你必须为两个孩子做饭，还要让两个孩子都吃饭。这时候，妈妈们可以和大孩子玩喂饭游戏，或者哄着他给小的孩子喂饭。

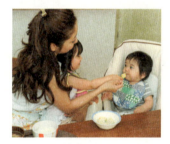

不过，像这样的时期并不长。要注意创造一个快乐的氛围，不要对大孩子生气或是催促他去做。

基本饮食类型

在孩子只喝奶的哺乳期和吃辅食阶段的饮食类型是不一样的。而且，孩子在添加辅食初期、中期、后期以及结束期的饮食类型也不同。二胎妈妈们基本上是无法给两个孩子准备一样的饮食的。妈妈们可以根据自己家里的生活方式、饮食习惯等来安排孩子的饮食。

✱ 哺乳期
优先照顾小的孩子

如果在给大孩子准备饭菜和给小的孩子喂奶后时间重合的话,那就要以小的孩子优先。

当小的孩子吃饱后,妈妈再和大孩子一起吃饭,这样的时间安排会很轻松。

✱ 添加辅食期
孩子睡着时做好饭菜最轻松

妈妈最好能在小的孩子睡着时准备饭菜,甚至和大孩子一起吃完饭。当孩子到了辅食添加后期时,如果妈妈能调整好小的孩子的吃饭时段,那么他也能和你们一起用餐了。

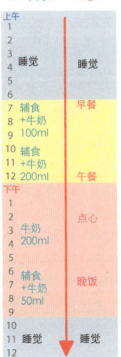

提高辅食制作速度的方法

照顾两个孩子的妈妈总是缺少时间。怎样才能快速做好辅食呢？我们来借鉴一下有经验的妈妈们的做法吧。

第1名　利用婴儿辅食

拿来就能吃的婴儿辅食最受推崇。很多妈妈都说它是"忙的时候必不可少的东西"。还有的妈妈说"会趁着打折时囤货"。

第2名　所有食物都冻起来

在做饭的时候就将煮好的蔬菜全都冷冻起来。需要的时候只要用微波炉解冻，就能马上制成婴儿辅食了。还有很多妈妈"连粥一起冻起来"。

第3名　分盛出食物

不单独制作婴儿辅食，而是在放入调味品前分盛出一部分食物。"在给孩子吃鸡蛋、青鱼等容易过敏的食物时要特别注意，其他的食物孩子基本都能吃。"

饮食上要用心

遵守原则，不要疏忽大意

辅食要根据孩子的成长、发育情况来添加。但因为有了大孩子，家里就会偶尔出现"小儿子总想吃哥哥吃的东西""老大总把自己吃的东西喂给妹妹"等情况。家里有了两个孩子后，吃辅食要比一个孩子时困难得多。

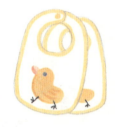

就算小的孩子不吃自己的辅食也没关系，妈妈一定要严格守住"不能给的东西绝对不给"的原则！一定不要让小的孩子吃到大孩子的糖果、点心、果汁等。常备些能够配合孩子辅食阶段的点心等也是很好的。

带着两个孩子外出就餐

决定好目的地后，再确认哺乳室

事先在互联网上进行查找，选择带有哺乳室的地点就餐是最方便的。新近建成的购物中心、百货商场等基本都设置了便于携带儿童购物、就餐的设施或服务，而且还在宽敞度、舒适度上下了一番功夫。

为了能在孩子开始哭时就可以马上利用这些设施,到达目的地后,请先确认好所需设施的所在地。

一般的餐厅或咖啡厅是否可以带孩子去,最好能在出门前确认好或者预订好位置。如果是全家出行,那么最好选择两边的席位或是里面的包厢,这样即便要用到婴儿餐椅也不会造成其他客人的不便。如果是去日式餐馆,预订一间日式包间也是不错的选择。

另外,有妈妈说去私人经营的餐厅或是食堂也非常好。"如果与店里的人相处得好,那么还会帮忙带孩子。"

减少出行物品,忘带的东西总有办法解决

尽管用了婴儿车或婴儿背带,带着两个孩子出门依然不轻松。大多数妈妈的心得就是:"带两个孩子出门,用品带得越少越好!"

由于妈妈们都觉得带着孩子出门不知会遇到什么情况,因此出门时准备带的东西几乎想要面面俱到。但如果要用的东西没带,你完全可以现场想办法!比如,如果妈妈忘了带吃辅食用的勺子,那么可以向吃饭的餐厅借用一下汤匙。妈妈们要有"即便缺了什么,在外面也总能想到办法"的思想,比起带东西,好好留心孩子的状况才是最重要的。

* 带孩子外出时,可以叫上老人一起,增加人手。
* 即便错过了喂辅食或是哺乳的时间,也不要在意。"只是一天,没关系。"
* 为了能够尽快给孩子哺乳,一定不要忘了带哺乳用披肩。
* 带些马上就能吃的小点心,以备不时之需。

我家的情况

* 我会用电饭锅煮好粥,然后把粥倒入制冰格中冷冻起来。蔬菜汤、炖菜汤等也一样用制冰格冻起来。一次多做些就不用每天制作辅食了,因此很轻松。(大女儿董8岁,小女儿瑞穗6个月)

* 吃饭时，我坐在中间，大儿子在右，小儿子在左。我会一边注意大儿子的吃饭情况，然后一边喂小儿子吃辅食。吃饭时我只喝点啤酒，等孩子们睡着后再慢慢用餐。（大儿子幸之助3岁10个月，小儿子新之助1岁10个月）

* 我家的两个孩子添加辅食都比较晚，都是等到两个孩子的消化功能比较健全后的第9个月时才开始添加的。虽然辅食添加得晚，但是进展很顺利，在孩子们过了1岁后就能正常吃饭了。因为吃辅食的时间比较短，所以我很轻松。（大儿子翼3岁，小儿子真斗2岁1个月）

* 要带两个孩子实在是手忙脚乱，所以我选择使用婴儿食品。鲜面条很快就能吃，所以我会在冰箱里常备一些。（儿子优太1岁9个月，女儿美优9个月）

洗澡　直到孩子会坐前，洗澡时总是很忙乱

[从进入浴室到换衣结束，每天都像是在打仗]

在养育二胎的过程中，让妈妈们感觉最为辛苦的是给孩子洗澡。在小的孩子出生后，直到能够使用婴儿沐浴椅为其洗澡的一个多月时间里，妈妈们可以等小的孩子睡着后，再和大孩子一起洗澡。不过，真正的问题却出现在不再使用婴儿沐浴椅后的时间里。特别是当小的孩子还不能独坐的时候，妈妈要抱着小的孩子和大孩子三个人一起洗澡，这是最困难的事情了。

如果两个孩子的年龄相仿，大孩子也需要妈妈帮忙洗澡时，即便是小的孩子在哭，妈妈也只能对其置之不理了。如果两个孩子的年

龄相差较大，大孩子已经学会自己清洗身体或头发，那么妈妈就会稍微轻松些。但是，当大孩子看到一直得到妈妈照顾的弟弟/妹妹时，他们或许会产生嫉妒心理，他们会因此对妈妈撒娇，吵着让妈妈给洗澡，这种现象也非常普遍。

直到给两个孩子洗完澡、换好衣服，妈妈都可能会光着身子在房间里走来走去。

[利用方便物品，让洗澡变轻松]

在小的孩子学会独坐前，妈妈必须一边抱着小的孩子，一边带着大孩子洗澡。当婴儿能够独坐后，妈妈可以在浴缸中为其空出一个可坐的地方，或者利用能够辅助洗澡的用具，这样洗澡就会轻松很多。这里推荐一下有经验的妈妈们介绍的方便的洗澡物品。

可利用物品

大号洗脸盆
一直坐在水里玩

在婴儿学会独坐后，可以在大号洗脸盆中放好水，然后让婴儿坐在里面玩，这就是他的专用浴缸啦。注意不要来回移动脸盆，那样可能会使其翻倒。

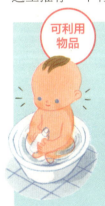

脖子硬实后可用

特别推荐带有可调式靠背的座椅。在婴儿出生后、脖子变硬实的3个月左右就能够使用了。在妈妈和大孩子洗澡时，只要将婴儿放在椅子里坐着就行了。

可利用物品 婴儿沐浴椅

可利用物品

连帽浴巾
只要包好就能吸水

浴巾上带有帽子，因此能够吸干婴儿头发上的水分，还能让孩子的身体也马上变干。当妈妈给大孩子换衣服时，只要给小婴儿包好浴巾放在一边等着就可以了。

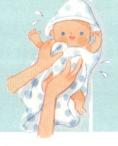

用玩具吸引孩子

如果让小的孩子坐着并且给他拿玩具的话，那么在妈妈和大孩子洗澡时，他就会一直被玩具吸引。

可利用物品 玩具

冬季的注意事项

冬季时，如果洗澡后长时间不穿衣服，那么身体就会感到发冷，这样就有可能感冒。为了不让暖和的身体变冷，请注意以下几点。

保持房间温暖

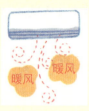

在沐浴前就要让洗完澡后要待的房间暖和起来。从浴缸里出来后，即便没有穿好衣服，只要身体不觉得冷就没问题。

不要忘了准备好孩子的换洗衣物

摆放好

把小的孩子要穿的内衣和纸尿裤都打开、铺好。这样可以在用毛巾为孩子擦干身体后马上换好衣服，因此孩子的身体就不会感觉到冷了。

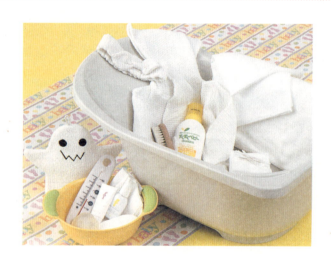

妈妈照顾　两个孩子洗澡的顺序安排

婴儿不再使用沐浴椅后……

如果大孩子还不会自己洗澡，而小的孩子又还不会独坐，那么这时将会是最辛苦的时期。其他经历过的妈妈是怎么度过这一时期的呢？这里为大家介绍的是妈妈为两个孩子洗澡的顺序安排。准备生二胎的妈妈们一定要记住哦。

第1章 有条不紊地养育好两个孩子

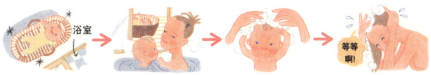

哄睡小的孩子
将孩子放在安全的地方。如果离得太远妈妈会担心的话，那就在浴室的换衣间里铺上被子睡吧。

妈妈和大孩子一起洗澡
和大孩子一起洗澡。虽然洗澡时少了悠闲，但这样却能和大孩子多多相处，体验亲子之乐。

给大孩子洗澡
给大孩子清洗身体和头发。如果妈妈太过匆忙或敷衍，有时候大孩子可能会很磨人。洗澡时要愉快。

妈妈洗澡
快速洗完自己的身体和头发。如果想要悠闲地洗澡，那就要在孩子们睡着之后进行。

按顺序给小的孩子、大孩子穿衣服
给小的孩子擦一擦，然后用浴巾将他包裹起来。接下来再给大孩子擦干头发和身体。

三个人一起出来
在浴缸中让身体变暖后，三个人再一起出来（如果大孩子能待在浴缸里，也可以让他稍等一下）。

给小的孩子洗澡
将小的孩子带进浴室后，开始给他清洗身体和头发。这时可以让大孩子在浴缸里玩，或是在浴室里玩。

妈妈把小的孩子带进浴室
脱掉睡着的小的孩子的衣服，然后将他抱进浴室。

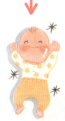

给小的孩子换好衣服
用浴巾吸干水分后，迅速为小的孩子换衣服，然后将他带到安全的地方。

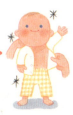

给大孩子换衣服
妈妈也要帮忙给大孩子穿衣服。如果大孩子能做好，也可以让他自己穿。

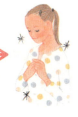

妈妈换衣服
忙完两个孩子后，妈妈终于可以换衣服了。

我家的情况

* 开始是我和大儿子一起洗澡。如果这时小女儿在睡觉，那么我会给他玩具让他玩一会儿。当女儿会坐以后，我就把女儿放在学步车里，放在离我不远的地方。（儿子凉4岁2个月，女儿莉里5个月）

* 我家的两个孩子相差6岁，所以洗澡比较轻松。一般是我先去洗澡，这时候，我会让两姐妹看电视或录像等着。随后，大女儿

会帮妹妹脱衣服，然后脱自己的衣服，并且带着妹妹进浴室。随后我们就三个人一起洗。（大女儿真理6岁，小女儿由理8个月）

* 当三个人一起洗澡时，我要在不能引起大女儿嫉妒的情况下为小儿子洗澡，然后一起照顾他们两个。（女儿沙来3岁1个月，儿子贤人2个月）

* 在儿子去上幼儿园期间，我会和小女儿一起冲个澡。晚上，如果在儿子洗澡时小女儿哭闹，那么我就先不洗，等孩子们都睡了之后再去洗澡。（儿子薰4岁，女儿奈奈美3个月）

睡觉　只有在第二个孩子还小的时候才会感觉哄睡辛苦

[以放松的心态去应对就能睡得好]

在小的孩子睡眠开始规律后，新的睡觉问题又出现了。比如两个孩子的睡眠时间不一致，或者晚上只要小的孩子哭，大孩子也会跟着醒过来，或者两兄弟的午睡时间错开了，等等。只有一个孩子时，孩子睡着后，妈妈就有了属于自己的时间，但是生了二胎后，这样的时间却越来越少了。不过，这一切都是暂时的，请妈妈们以放松的心情去哄睡自己的孩子吧。

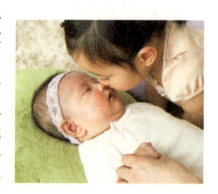

睡在哪儿？

睡地板

* 在6张榻榻米大小的日式房间中铺上3组被褥，我和孩子们就睡在地板上。因为我家的小儿子还不会翻身，为了不让睡相很差的大女儿踢到他，所以我睡在中间。（女儿里奈3岁，健太3个月）

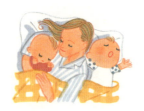

* 我家所有人都睡地板，睡觉时呈"川"字形。刚开始的时候，我的小女儿是睡在婴儿床里的，但是那样要哄她睡觉很麻烦，把她放在我身边睡觉后，我感觉放心多了，而且我们也能睡得好了。（大女儿枫2岁，小女儿春菜2个月）

睡床

* 我家没办法睡地板，所以在生完二胎出院后，我们就果断地买了特大号的床。我家的大儿子睡在我和老公之间，小儿子的婴儿床则安放在我身旁，这样我就能哄他睡觉了。我想等孩子们都长大些后，就让他们去睡儿童房。（大儿子虹太4岁，小儿子修辉11个月）

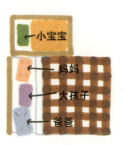

* 因为大儿子晚上会起来两次，为了不让他踩到弟弟，我把小儿子放在了婴儿床上。（大儿子雄太4岁，小儿子翔平4个月）

怎样哄睡孩子？

同时哄睡两个孩子

* 当我搂着小女儿吃奶时，大儿子就躺在我女儿身边。这样我可以一边给大儿子讲故事，一边

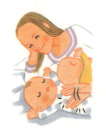

拍着他,哄他睡觉。这样做也会让大儿子感觉安心,不一会儿就睡着了。(儿子慎二4岁,女儿友香2个月)

* 我家晚上九点钟关灯睡觉。两个孩子会在床上躺一会儿,不久,小儿子就会睡着了,接着,大女儿也会睡了。(女儿萌5岁,儿子未来1岁)

分别哄睡

* 先把小儿子交给孩子爸爸照看,然后我去哄大女儿睡觉,之后再哄小儿子睡觉。如果小儿子一直不肯睡,那么我就用背带背着他在阳台上来回走。当他在晚风中睡着后,我再轻轻地把他放进被子里。(女儿美树3岁,儿子大树5个月)

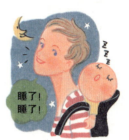

* 在我哄小女儿睡觉时,我会让大儿子去看录像。小女儿睡着后,我会给大儿子讲绘本,哄他睡觉。(儿子航太3岁,女儿葵9个月)

两个孩子的睡眠规律

从小培养孩子早睡早起的习惯

家里只有一个孩子时,很多妈妈都会尽量在孩子睡觉时保持安静。

但是,当家里有了两个孩子后,因为有大孩子在,所以想要给小的孩子创造一个安静的睡眠环境几乎是不可能的。不过,妈妈们请放心。即便是在吵闹的环境中,小的孩子也能够睡着。

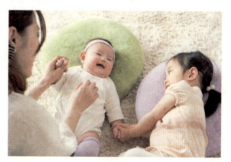

如果大孩子还需要睡午觉，那么在吃完午饭后，妈妈们就要铺好被子、拉上窗帘为孩子营造出睡觉的氛围。如果能让两个孩子早点儿睡午觉，那么他们晚上也会很早睡着。

孩子在傍晚时会感觉到疲劳，此时会很容易睡着，所以妈妈们要尽早做好饭、给孩子们洗好澡，这样他们就随时都可以入睡了。要让孩子们从小养成早睡早起的习惯。

* **相差1—2岁的实例**

两个孩子同时睡午觉

因为大孩子也是要睡午觉的年龄，所以妈妈可以同时哄两个孩子睡觉。如果两个孩子能够同一时间睡午觉，那么妈妈也能稍微休息一下了。

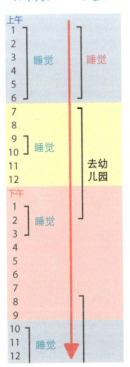

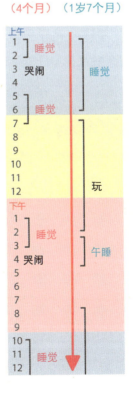

* 相差3岁以上的实例
和大孩子尽情玩

两个孩子相差3岁以上时,大孩子已经具有充足的体力,因此有些孩子可以不用睡午觉了。在小的孩子睡觉的这段期间,妈妈们可以尽情疼爱大孩子。

我家的情况

* 我家的小女儿会在傍晚时睡着,所以只要她开始哭闹,我就会给她喝奶,看她要睡着时,我会将她放进婴儿车,然后出门去买东西。买完东西回来时,小女儿还睡得很熟,这期间我可以做家务。(大女儿美月6岁,小女儿瑠菜2个月)

* 晚上我会背着小儿子哄他睡觉。我的大女儿会模仿我,自己背着洋娃娃和我在家中来回走。(女儿结衣3岁2个月,儿子结贵5个月)

* 最近小女儿开始夜里哭闹了,只要小女儿一哭,大儿子也会醒过来。这时我会抱着大儿子,安慰他说"妈妈在呢,没关系",然后哄他睡着。之后再给小女儿吃奶,哄她睡觉。不过,这样的事情会每晚重复三次,所以我总是睡眠不足。(儿子孝平2岁1个月,女儿早纪5个月)

* 晚上睡觉前,我会先给大女儿读故事书,然后再让大女儿给小女儿讲绘本。做完这些后,两个孩子就会睡着了。(大女儿万季5岁,小女儿优花1岁2个月)

外出 从附近到远游，有了两个孩子后，外出的机会反而增加了

[假日时，把小的孩子交给爸爸照顾，和大孩子去"约会"]

家里有一个孩子时，因为孩子还小，所以妈妈基本不会外出。但是有了两个孩子后，这种情况就会发生改变。你是没办法将始终想要出去玩的孩子关在家里一整天的。

于是，和只有一个孩子时相比，妈妈们的出门机会反而增加了。

假日时，妈妈可以把小的孩子交给爸爸照顾，然后自己和大孩子去"约会"。如果季节适宜，还可以全家去旅游。这样做的话，妈妈们或许也能转换心情。

此时的妈妈们不会再像只有一个孩子时那样紧张了，当你带着完全放松的心态外出时，你的心情也会变得舒畅，或许还会有助妈妈们消除育儿产生的疲劳。尽管如此，也要注意不要因为外出而给小的孩子带来负担。一定要确定小的孩子的身体状况后再外出。

外出去附近

最好上午时外出

在家附近外出可以购物、去公园玩等。为了能让孩子香甜地睡午觉，妈妈最好选择上午时外出活动。

如果要去公园，除了要带大孩子的玩具外，还要带好换穿的纸尿裤、帽子、喝的水等，要将它们都放在婴儿车里。为防止婴儿哭闹，可以事先备好婴儿背带。

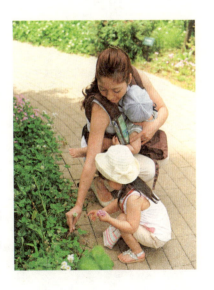

开车外出

要为两个孩子备好儿童安全座椅

开车出行是非常方便的。这样可以装载很多东西,而且在孩子哭闹时也不用顾虑周围的人,越是孩子多的家庭,开车出门就越有利。

在开车期间,要优先照顾小的孩子的生活起居。最好能够制定一个在孩子吃完饭或喝完奶之后的睡眠时间里的出行计划。如果能在小的孩子睡着时出行,那么大孩子也会安静地坐在车里,妈妈就能拥有一段安全而又舒适的旅途。

最重要的一点是,车里要为两个孩子安装儿童安全座椅。后座的乘客位上可以安装两个座椅,虽然车内空间会变得狭小,但是考虑到有可能出现的突发情况,还望妈妈们务必安装。为了能在发生事故时降低伤害,请大家正确安装儿童安全座椅。

让你的旅途舒心的小道具

两人份点心

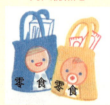

为了不让遭遇堵车时的孩子因为饿肚子而哭闹,要事先准备好点心。

孩子们能够学唱的CD

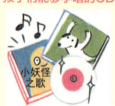

尽量在车里播放孩子平时在家听的CD、儿歌等,这样他们就不会感觉无聊了。

准备汽车挡光板

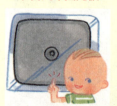

夏季时,停放的汽车的车厢里温度极高,由于儿童安全座椅会吸热,所以要准备挡光板。

白开水、大麦茶

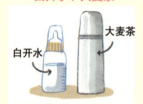

由于新生儿的安全座椅是背向放置的,因此婴儿可能会直接照射到强烈的阳光。为防止婴儿缺水,一定要带水。

乘坐列车外出

注意在乘车时不要打扰到其他乘客

全家去旅行或是返回老家时也可以利用列车。乘坐长途列车时要尽量选择人少的时期或时间段乘坐，这样不会给周围的乘客带来不便，爸爸妈妈也能体会到带着孩子们出游的乐趣。

如果乘车时间比较长，最好能够提前订到座位相邻的车票。如果是相邻的座位，那么就可以把扶手抬起，这样乘坐的空间就会变得宽敞，而且也能方便照顾孩子们。如果能购买到靠近出口的座位就更好了。这样一旦孩子突然哭闹或要上厕所时，妈妈就能马上离开座位，也能尽量不打扰到其他乘客。

也可以乘坐儿童旅行专列

例如高铁新干线等特快列车会备有婴儿床、家庭室、哺乳室等多种专用包厢。虽然这样的个别包厢价格较高，但是在带孩子乘车时也不用在意周围的乘客了，因此很适合带孩子旅行时使用。

有些在暑假或寒假时运行的专列或是观光列车还会配备游戏室或儿童室等。孩子都非常喜欢交通工具，所以乘坐这种专列当作旅行也是一种乐趣。

骑自行车外出

选择能够安全地搭载两个孩子的自行车

自行车可以接送大孩子上幼儿园等，对于养育两个孩子的家庭而言，自行车也是一种非常重要的交通手段。但和开车出行一样，骑自行车也要遵守道路交通法规。

其实，在自行车的前后带两个孩子骑乘是违反道路交通法规的。

虽然也有相应的罚款条例，但通常情况下大家对此是默认的。但是，三个人骑乘自行车是很危险的，而且也发生过很多起事故。尽管如此，如果全面禁止搭载两个孩子，那么妈妈们又会不接受。于是，中国各省、自治区、直辖市人民政府根据当地的实际情况制定了不同的自行车载人的规定，妈妈们在出行时应了解相关规定、注意安全。

即便是满足安全标准的自行车，如果骑乘方法不正确也会导致事故的发生。因此，妈妈们在骑自行车时，千万不要把东西挂在车把上，或者把孩子放在自行车上独自离开！

我家的情况

* 上网查询我要换乘的车站是否有电梯、是否有婴儿用卫生间等设施的信息。我会在出门前事先查一下。（女儿浩美4岁，儿子拓8个月）

* 我总觉得带婴儿车出门很碍事，但是当乘坐电车之类的出行时，它反而成了最好用的"行李箱"。但是，如果电车里比较拥挤，或者在火车站时携带就要注意了。（儿子正树3岁2个月，美里1岁）

* 为了让孩子维持好心情，我在出门时会给她们带玩具。但是，这些玩具总是会掉在地上，真是很麻烦。后来我用绳子将玩具穿起来，其中一头系在我的手腕上，这样它们就不会掉在地上了。（大女儿千春5岁，小女儿瑞希1岁3个月）

* 我们会坐长途列车回娘家。此时最好用的东西就是固体牛奶。它既便于携带，又不需要费事地进行计量，也不用担心会洒出来，就是交给孩子爸爸来做也是很放心的。（大儿子4岁，小儿子悠真8个月）

克服养育二胎的难题

暗藏的诀窍

每天的照料

吃饭、洗澡、玩耍、购物、睡觉……照顾孩子总是无休无止。
一旦家里的孩子增多,光是做这些事情就很辛苦。
妈妈只有一个,希望大家能够轻松有序地进行育儿。
这里为大家介绍有经验的妈妈们的一些有趣小妙招。

购物 利用婴儿背带,防止多买东西

在小的孩子会走之后,去超市时要使用婴儿背带。抱起小的孩子后就不会因为两个孩子都乱跑而忙得团团转了,而且这样也很安全。不要用信用卡。这样可以防止东西买得太多拿不动。

(女儿绘梦3岁,儿子星也1岁9个月)

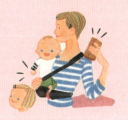

辅食 忙不过来时就用面包粉制作面包粥

我女儿非常喜欢吃面包粥。有一天,家里的面包吃完了。于是我就尝试利用面包粉和奶粉煮粥。后来竟然真的制作出了香滑的面包粥。如果再在里面加上干蔬菜粉或鱼肉制成的婴儿食品,营养就更加丰富了。

每次当我照顾两个孩子忙不过来时,这款食品真是再适合不过了。面包粉的保质期很短,所以可将其分成小份,然后冷冻在冰箱里。

(大女儿南4岁2个月,小女儿圣香7个月)

辅食 利用电饭锅制作软烂的蔬菜类辅食

电饭锅非常好用。当想要制作单独的蒸菜时,只要把蔬菜洗净,然后放在电饭锅中要煮的

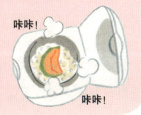

米饭上面就行了。等到米饭做好后就把蔬菜拿出来。这时的蔬菜已经软烂了，直接就能给孩子当辅食吃了。（大儿子大翔2岁2个月，小儿子勇气10个月）

洗澡　在浴缸边备好小的孩子要用的浴巾

我家的小儿子是冬天出生的。因此，为了防止他洗完澡后身体会冷，我就在浴室的晾衣处挂好浴巾备用。利用温度湿度都适合的浴巾包好小儿子后，就算把他放在换衣间里等一会儿也没问题。我家的换衣间里放了小型的暖炉，因此十分暖和。

这样一来，放下已经包好的小儿子后，我就可以给大儿子和自己擦干身体了。带着两个孩子洗澡的忙乱就这样化解了。（大儿子拓马3岁4个月，小儿子柊人5个月）

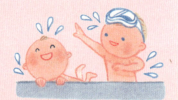

玩耍　浴缸中的水要浅，两个孩子可以一起玩

夏天，如果在阳台上用塑料浴盆，不论是准备还是收拾都很麻烦。我会在家里的浴缸中放很浅的水，这样两个孩子就能一起玩水了。这样收拾起来也很轻松，在孩子们玩够之后就能直接给他们清洗身体和洗头，连洗澡的时间都省了！（女儿实里3岁，儿子纯太1岁）

睡觉　听着水声哄孩子睡觉

平时我的小女儿入睡很困难，但只要我背着她洗衣服，她就会很快睡着。发现这点后，当她不睡觉并且哭闹时，我就背着她在浴缸里放水。这样不到5分钟她就睡着了。从那以后，只要到了睡觉时间，我就会先背着小女儿去听水声，这样她马上就睡着了。之后我就有时间给大女儿慢慢讲故事了。（大女儿春菜4岁9个月，小女儿麻美10个月）

第2章

产前准备与度过孕期的方法

和大孩子一起度过孕期

孕育二胎时，因为还有大孩子要照顾，因此妈妈们不能像生头胎时那样，按照自己的规律度过孕期。妈妈们要清楚身体的变化，同时要调整身体状态，做好孕育新生儿的准备。

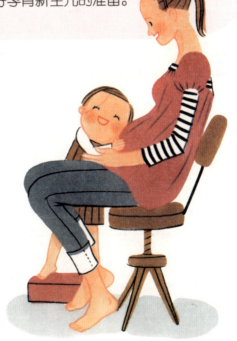

二胎妈妈的孕期日历

孕育新的生命时，妈妈们的身体会产生怎样的变化呢？这一章会让你和肚子里的宝宝以及你的大孩子一起，度过一个愉快的孕期。

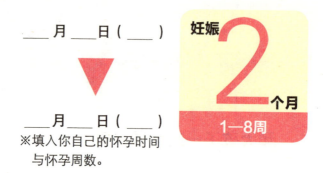

※填入你自己的怀孕时间与怀孕周数。

第一时间发现怀孕最重要。如果出现异常出血现象就要静养

[开始收集有用的信息]

怀孕初期的日常生活可以像平时一样，但如果此时出现不正常的流血现象，那么请尽量静养。不过，只要有大孩子在，想要静养也是不容易的。这时不要逞强，最好请身边的人帮忙。如果没有人能帮忙做事，那么也可以把大孩子暂时送去幼儿园。一旦发现自己怀孕了，那就要尽早收集相关信息以备不时之需。

另外，还有很多人在这个时期还没发现自己已经怀孕，但如果发现自己出现了生理期推迟等现象时，那么可以去药店购买早早孕试纸进行检测。这样一旦出现流血现象，妈妈们也会知道这并不是生理期的表现，因而也能尽早重视起来。

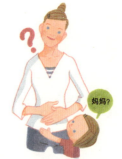

大孩子的育儿要点

如果还在哺乳期，现在开始逐渐给孩子断奶

如果在孕期中母乳喂养大孩子，那么会很容易引起子宫收缩。如果妈妈在生完孩子不久又怀孕，那就要和丈夫商量一下给孩子断奶的时间了。如果大孩子已经2岁了却还在吃母乳，那么可以趁着怀孕时给孩子断奶。

但是，妈妈们不能突然就对大孩子说"因为妈妈怀孕了，所以你不能再吃奶了"，那样大孩子会感觉很痛苦。突然断奶还会造成大孩子的不安，妈妈们要一边观察大孩子的精神状态，一边开始逐渐断奶。

此时的注意事项：
* 领取母子健康档案。
* 收集能够暂时照看孩子的亲友的信息。
* 开始给大孩子断奶。

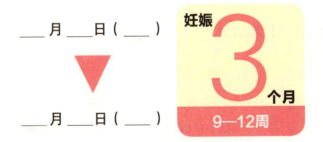

重度妊娠反应要就医。注意不要增重

[严格控制体重]

怀孕2—3个月时，有些妈妈会出现妊娠反应。因为有大孩子在，因此有的妈妈可能会想尽办法克服不适，但如果妊娠反应达到了无法

进食的程度时，请一定要去医院，听听医生的建议。如果觉得将孩子托给别人照顾很不方便，而自己始终硬撑的话，那么一旦状态恶化，还会影响到肚子里的胎儿。这段时期里体重稍微减轻也没关系，但要注意不要让体重增加。

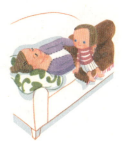

有些妈妈经常会无意识地吃光大孩子剩下的点心或其他食物，并因此造成体重增加。妈妈们一定要注意此种情况。

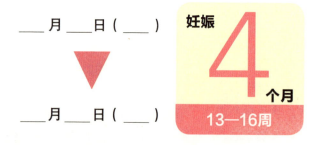

妊娠 4 个月 13—16周

可以像平时一样生活。要和大孩子多多互动

[能偷懒时就偷懒]

妊娠4个月时，终于进入了稳定的时期。现在这一时期还可以抱抱大孩子，像平时一样进行育儿也不会有问题。这时妈妈的肚子还不很明显，如果心情好，可以积极地外出，享受一下你的孕期。脚部的注意事项与生头胎时相同。

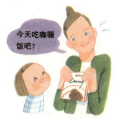

这时妈妈们的妊娠反应基本上都会减轻，但如果给大孩子做饭时还是感觉辛苦，那么就买现成的速食食品或是半成品食物吧。稍微偷懒一下也没关系！这种情况只是暂时的，因此妈妈们不要有负罪感，能偷懒就偷懒吧。妈妈过得从容，也会让你的大孩子感觉安心。

接受大孩子的任性或撒娇

即便妈妈不告诉大孩子"妈妈有小宝宝了",大孩子大多也能注意到妈妈的身体变化。也许会有很多妈妈觉得"孩子最近不太听话了""特别爱缠人"等,如果妈妈因为身体不适而心情郁闷,大孩子也会敏感地感觉到。虽然此时会很辛苦,但请妈妈们尽量像平时一样接受大孩子的任性或撒娇。

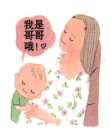

此时的注意事项:
* 在妊娠初期就决定好妇产医院。
* 在妈妈的身体负担加重前,准备好大孩子换季时要穿的内衣、服装等。

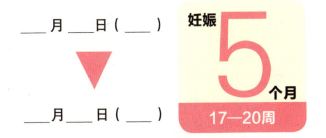

有些人会在16—17周时感觉到胎动

[注意大孩子的动作,保护好肚子]

怀孕5个月时,妈妈们会感觉到胎动。第一次怀孕时,妈妈们还不清楚什么是胎动,因此很多人都是在过了20周后才感受到胎动的。

但在怀二胎时，有些人会在16—17周时就能感受到胎动。这时仍然可以和大孩子一起外出或抱大孩子，妈妈们可以像平时一样生活。

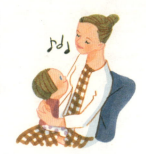

所有的孩子都会突然跑向妈妈，或是突然抱住妈妈。妈妈们要注意大孩子的举动，不要让自己的肚子出现负担。当看到大孩子准备要跳到自己身上时，妈妈们可以一边说"稍等一下"，一边坐下来抱起孩子，或者告诉孩子"要轻轻地抱"。

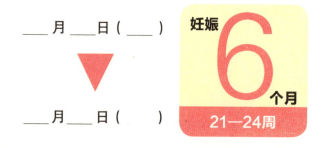

___月___日（　　）

___月___日（　　）

妊娠 **6** 个月 21—24周

注意脚下。行动时要想到自己是孕妇

[避免宫缩与腰痛]

当妈妈们的肚子大起来后，一定要注意自己的脚下。另外，肚子小的时候可以一下子就站起来，但当肚子大了后却要小心。起床时要先侧身，停一下后再慢慢起来，这样就不会加重腰的负担。站起来时最好也能扶着东西缓缓起身，这样可以减少宫缩。

在和大孩子玩耍时，不要因为感到怀孕轻松就逞强，始终要有自己是孕妇的自觉性，一定要注意自己的每个动作。

只要妈妈们稍微注意下，避免宫缩以及腰痛，就能和大孩子更加快乐地生活了。

大孩子的育儿要点

不要对大孩子说"你要当哥哥姐姐了"

虽然大孩子不是有意的，但是他的脚却踢到了妈妈的肚子……出现了这样的情况后，如果妈妈感到腹痛，或者感觉到宫缩，那就要去预定好的妇产医院接受检查。

另外，当大孩子做出一些意想不到的举动时，不要不分青红皂白就训斥大孩子"你都当哥哥/姐姐了，不能这样！"，而要对他说"妈妈的肚子里还有一个小宝宝，我们要一起保护他"。虽然大孩子不能马上理解妈妈的话并接受现状，但总有一天他会开始照顾到妈妈的肚子的。

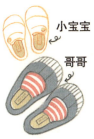

小宝宝

哥哥

此时的注意事项：
* 和丈夫商量好是回老家生育，还是在家附近的医院生。
* 挑选好妇产医院。

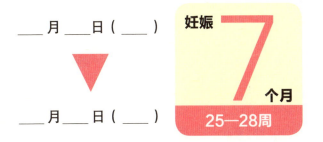

___月___日（___）

▼

___月___日（___）

妊娠 **7** 个月
25—28周

不能逞强。逐渐开始由爸爸带孩子外出游戏

[和大孩子一起散步，弥补运动不足]

妈妈的肚子越来越大后，多少会有些缺乏运动。这一时期不如就积极地和大孩子在家附近散步吧。但是,妈妈要带孩子去有滑梯等游乐设施的地方玩会有些困难。当只有妈妈和孩子两个人时,妈妈可以告诉孩子"我在这里看着你玩,你自己去玩吧"。当孩子想让家长陪着一起玩时,可以把这个任务交给爸爸,让爸爸带着孩子在周末或是节假日里尽情地玩。

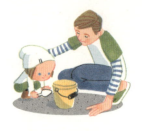

另外,孩子可能会在马路上突然跑起来,妈妈挺着大肚子是没办法快跑追上孩子的。因此,妈妈要事先想好如何应付孩子可能会有的举动。比如在散步时,妈妈要牢牢牵住孩子的手等。

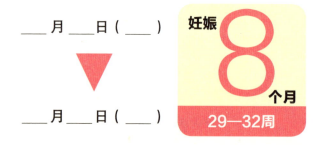

妊娠 **8** 个月
29—32周

开始做好随时进入产房的准备

[打包好全部住院用品]

过了27周后,妈妈的肚子越变越大,行动起来也非常不方便了。虽然有些妈妈可能认为有些早,但在8个月后,妈妈要做好肚子里的宝宝随时都会出生的心理准备。要提前将住院时会用到的必需品以及社保卡、医院就诊卡、银行存款等准备好,并放在任何人都能找到的地方。如果此时已经决定好自己住院时或出院后请谁来帮忙,那么即便发生意外情况也不会慌乱了。

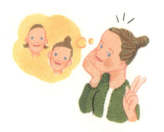

如果不能请婆婆或妈妈来帮忙,那么也可以寻找护工,要确定随时能与护工取得联系。

如果孩子在妈妈宫缩时要求抱抱的话

　　就算是年龄不大的孩子，妈妈也要告诉他"妈妈肚子里有个小宝宝，如果肚子痛起来就不得了了，所以妈妈抱你时，你要听话"，如果妈妈从容地告诉孩子这些，孩子就会在每天与妈妈的接触中做得很好。尽管1—2岁的孩子可能不太懂妈妈的话，但他们也能知道妈妈此时的身体状况不好。

此时的注意事项：
* 要有医院夜间的联系方式，还要将住院时能够预约接送的出租车公司的电话号码做成一览表，贴在电话旁。
* 突然要住院时，要向家里有孩子的朋友打声招呼。
* 将住院用品打包好，放在任何人都能找到的地方。

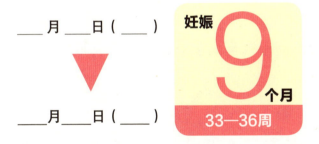

放手不做的事情越来越多。严格控制体重与身体状况

[感觉到宫缩时要镇静]

　　即便有人生头胎时是过了预产期后才生的，但在生二胎时大多却会提前。此时虽然距离预产期还有一段时间，但是妈妈们要做好孩子

随时都可能会出生的准备，要尽早在各方面做好准备。另外，有些人会因为照顾大孩子产生疲劳，从而经常发生宫缩。这样的人要学会放手，不要再做打扫或是做饭等事情，要尽量安静休养。如果在生育头胎时患有妊娠高血压，或者本身血压较高的人就要注意控制体重，尤其注意控制盐分的摄入量。

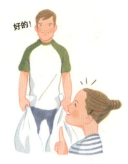

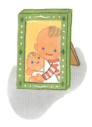

准备回老家生产的妈妈可以在33—34周前回去。妈妈们要掌握自己不在家的这段时间里，丈夫都在哪里做什么。另外，要将垃圾回收日等制成一览表，贴在厨房或其他较为显眼的地方。

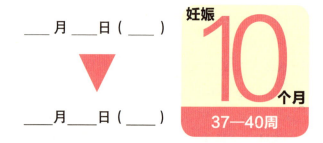

妊娠 **10** 个月
37—40周

___月___日（___）
▼
___月___日（___）

充分享受单独与大孩子在一起的有限时间

[疲劳时，打造一个能够休息的环境]

这一时期随时都有可能生产。此时的妈妈们做每一个动作都很困难，因此当感觉到育儿的疲惫时，可以将大孩子暂时交给别人照顾一段时间，给自己打造一个能够休息的环境。如果要买东西，也可以选择送货上门服务等。不要认为自己一个人什么都能做。

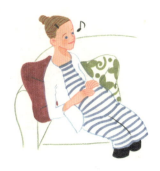

大孩子在身边,肚子里还有另一个小宝宝的这一时期是作为女性而言最能体会到幸福的时候。此时的胎动已经很少了,证明妈妈能够享受的孕期也所剩无几了。

此时的妈妈要准备住院事宜了,同时也要尽早让帮忙照顾大孩子的人与大孩子多多接触。

将住院用品打包好,放置在任何人都能找到的地方。为了防止万一,可以将出租车公司电话、丈夫单位电话号码等的联系方式制成一览表,贴在显眼的地方。

告诉大孩子"你是最重要的"

无论怎样劝说大孩子,对于出现小婴儿这样的竞争对手,大孩子都会感觉受到了打击。无论是几岁的大孩子都会如此。因此,先不要告诉大孩子"我们要去照顾小宝宝",首先要对大孩子说"你是最重要的"。这样孩子会变得安心,然后就能逐渐接受竞争对手的存在。即使是在婴儿出生后的一段时间里,也要告诉大孩子"你很重要"。

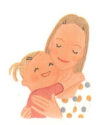

此时的注意事项:
* 准备回老家生产的人要在33—34周前回去。
* 回老家时可以开车或坐火车,要有充裕的时间安排。
* 尽量让准备在自己住院期间照顾大孩子的人与孩子多多接触。

___月___日（___）

▼

___月___日（___）

产后 1 个月

产后的两个星期以照顾婴儿和自己为主

[恢复体形，产后6个月是关键]

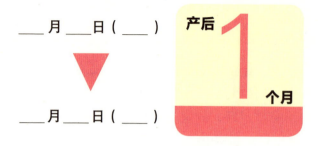

大多数妈妈二次生产的产后恶露要比头胎时少，恶露结束所需的时间也会缩短。虽说如此，在完成了生产这一重大工作后，妈妈们还是不能太过逞强的。至少在产后的两个星期内，妈妈要以照顾好婴儿和自己为中心。

不在老家生产的人可以请丈夫或是同样当了妈妈的好友以及邻居等帮忙，自己则进行产后的身体休养。

尤其是在妈妈还不能洗澡的产褥期期间，大孩子洗澡等孩子自己无法进行的事情也可以交给保姆去做。

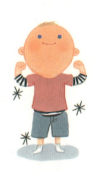

产后一个月的健康检查和生头胎时一样，一般都是回到生产的医院进行。回到老家生产的妈妈在做完健康检查后就可以返回自己家了。

生完二胎的妈妈的体形会走样，因此产后的妈妈一定要穿戴好产后塑身衣，做塑身体操。练习骨盆体操还能预防子宫下垂、尿失禁、腰痛等。塑造身体的黄金期就在产后的3—6个月里！

大孩子的育儿要点

发现孩子行为倒退时不要责骂，要细心观察

虽然刚出生的婴儿很重要，但此时还是要以大孩子的心情为优先。如果发现大孩子的行为倒退，比如大孩子说"我也要吃奶""我也要抱抱"等时，不要责怪他，而是要任他撒娇。此时即便大孩子出现了行为倒退现象，他也逐渐会说"我是哥哥""我是姐姐"，然后给妈妈帮忙，他自身会逐渐发生变化的。

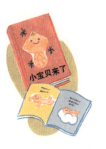

此时的注意事项：
* 回老家生产的妈妈要在产后一个月做完健康检查后再回自己家。
* 一定要做骨盆体操。
* 即便母乳少，也要坚持母乳喂养！

购齐必需品即可

生育二胎时的合理产前准备法

成功的关键是要尽早弄清楚大孩子的旧衣物、借或要来的用品

[已经有了养育大孩子的经验，因此妈妈们很从容]

对于已经有了生头胎的经验的妈妈们来说，生二胎时的产前准备要轻松得多。因为妈妈们已经清楚哪些才是真正需要的东西了，所以再不会因为大量的信息而感到迷惑了。

但是，如果有的妈妈觉得"大儿子剩下的旧衣服也都能用，用不着提早准备"，因而悠闲度日的话，那么转眼间就可能到了孩子要出生的时候。由于二胎的出生往往会早于预产期，所以请妈妈们提前做好准备。

准备要点

1 不仅要准备婴儿床等大型用品以及衣服，还要准备好奶瓶、尿布、洗浴用品等零零碎碎的小东西，要尽早弄清楚身边有没有可使用的物品。

2 生育二胎时，如果身边的朋友家中也有孩子，可以向他们借些家里不需要的用品。要及早和朋友们打招呼。

3 弄清楚自家孩子的旧衣物、借或要来的物品后，接下来再检查缺少什么。想想生头胎时的经历，只需买齐真正用得到的物品。

4 物品在不断增加。为了避免家中被物品填满，可以选择租赁用品，这样物品不再使用后还可以返还，是个非常明智的选择。

二胎的产前准备时间表

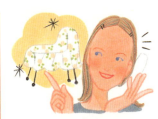

3个月

4个月

5个月

6个月　趁着正值稳定期，尽早确认好大孩子剩下的旧衣物。尽早了解有多少旧衣物能够使用，准备就会很轻松。

9个月　买齐旧用品中缺少的消耗品。只购买真正需要的用品。

10个月　选择可租赁的用品。为了在出院后立刻就能使用，可以让孩子爸爸事先与店家联系，安排好细节等。

7个月
｜
8个月　从有孩子的朋友或者兄弟姐妹、亲属家里要或借些用品。二胎的产前准备要合理。

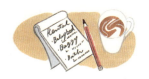

生头胎与生二胎的产前准备费用大比较

[收好大孩子的用品]

一提到生孩子，很多妈妈都会想到要花钱。但是生二胎在产前准备上的花费相对于生头胎时却要少很多。

有位妈妈说："为了生二胎，我将老大用过的东西都好好保存了起来。因此很多东西小儿子都能用。那时孩子的衣物也是大多买的黄色或白色，这样即便两个孩子性别不同也能穿。"（大女儿春实4岁1个月，小儿子亮太郎3个月）。如果准备要二胎，那么妈妈们就要提前将孩子的用品、衣物保管好。

下一页表格中是K女士家里生头胎与生二胎时的产前准备费用对比。例如婴儿床、床上用品等大物件基本上都可以用旧的，因此和生头胎时相比，K女士节约了6476元。（仅供大家参考。）

K女士家的产前准备费用对比

头胎·为女儿茜花掉的产前准备费用		
婴儿床		1200元
婴儿床品		558元
小椅子		674元
A型婴儿推车		1568元
婴儿背带		674元
婴儿浴盆		189元
内衣	8件	246元
婴儿服	4件	364元
帽子	1顶	100元
婴儿围嘴	4件	42元
软毛毯	1件	210元
袜子	1双	20元
手套	1副	20元
马甲	1件	105元
尿布	10块	61元
尿布兜	2个	147元
纸尿裤	1包	78元
婴儿湿巾	1包	21元
尿布/内衣清洗剂	1瓶	20元
婴儿纸尿片	1箱	50元
奶瓶	2个	67元
奶嘴	2个	28元
奶瓶消毒盒		116元
奶瓶清洗剂	1个	21元
奶瓶刷	2个	50元
奶粉	1罐	220元
防溢乳垫片	1箱	72元
奶粉盒	1个	30元
婴儿香皂	1块	12元
婴儿洗发水	1瓶	25元
婴儿沐浴液	1瓶	53元
纱布	10片	40元
指甲钳	1个	34元
发梳	1个	22元
体温计	1个	72元
合计7209元		

二胎·为儿子飒花掉的产前准备费用		
内衣	2件	110元
婴儿服	1件	113元
袜子	1双	10元
纸尿裤	1包	78元
婴儿湿巾	1包	23元
奶嘴	2个	30元
奶嘴清洁剂	1个	20元
奶粉	1罐	220元
防溢乳垫片	1箱	72元
婴儿香皂	1块	12元
婴儿洗发液	1瓶	25元
纱布	5片	20元
合计733元		

K女士基本上大部分都用了旧物。几件新的婴儿内衣和婴儿服是出于不买一点儿对不起孩子的心理才添置的。如果所有衣物都可以使用旧的，那么费用会更加节省。

第2章 产前准备与度过孕期的方法

生头胎时买了但却用处不大的物品

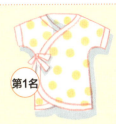

第1名

50cm长内衣

基本上大多数婴儿出生后两个半月左右体长就已超过60cm，因此衣服很快就小了。准备衣服时要买长60cm以上的。

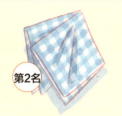

第2名

软毛毯

觉得很方便于是买了，但是大多数妈妈都说很少有机会包着毛毯带婴儿外出。可以用浴巾代替。

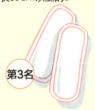

第3名

尿布

很多妈妈都说"没时间换尿布""听婆婆说尿布换起来很快才买的，结果一次都没用上"等。

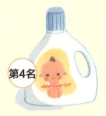

第4名

婴儿尿布/内衣清洗剂

很多妈妈反映"最初想的是要把婴儿的衣物单独分开洗。但后来因为这样洗起来太麻烦了，所以就和大人的衣物一起洗了"。

一定只买必需品。生育二胎时要尽量不花钱或少花钱

[利用旧衣服，控制无谓的花销]

家里有了两个孩子后，将来要花钱的地方会很多。因此，为了控制无谓的花销，在选购二胎产前用品时，妈妈们一定要只买必需品。

婴儿用品都很可爱，妈妈们不知不觉就会想买的心情小编也理解，但是尽量克制购买婴儿用品才是妈妈们的明智选择。

当两个孩子的出生季节不同时

大孩子出生在冬季，但是第二个孩子却是出生在夏季。像这样两个孩子在相反的季节出生时，有时特意准备的衣服就会不合适了。婴

儿出生后会在一年之中逐渐长大，有时50—70cm的衣服也会用不上。

不过，如果大孩子出生在夏季，而第二个孩子出生在冬季，那么大孩子用旧的半袖衣服会很多，那就可以将短袖衫当成内衣，穿在长袖衫或衣服里面。

另外，如果是一些四季都能穿的衣物，即便袖子有些长，也可以将它们改短后再穿。

尽管两个孩子出生的季节不同，但只要妈妈们能够进行巧妙混搭，需要新买的衣服也会减少。

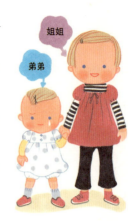

两个孩子性别不同时

如果两个孩子性别不同，基本上不会产生什么问题。孩子在婴儿时期还没有形成自我的喜好，因此爸爸、妈妈们不必太过纠结于给男孩子穿了粉色，或是给女孩子穿了蓝色之类的事情。特别是0—6个月的新生儿，他们的婴儿服、连衣裤、蝴蝶衣等在外形上基本是没有性别之分的。尽管如此，当妈妈去逛婴儿用品卖场时，尤其是在女婴用品卖场就会看到很多颜色、花纹可爱的衣服，这时头胎是男孩子的妈妈们就会忍不住去买带着飘逸的花边或是蝴蝶结作为装饰的衣服。但如果妈妈们真的想要节俭，那么就请在此时忍耐。当孩子再长大一点儿，已经有了自己的喜好后，或者当哥哥的衣服已经不适合给妹妹穿的时候再买吧。

生二胎时需要提前准备什么？

很多妈妈都说"只买纸尿裤、湿巾等必须要用的物品"。很多家庭在生二胎时甚至不花钱。很多妈妈说"买内衣"的大多数原因是介意以前孩子穿的衣服上有虫洞或污渍。重新购买奶嘴也是因为同样的原因。关于外衣，虽然大多数新生儿是不出门的，但是很多妈妈却说"为了接送大孩子上幼儿园，我必须要带着小的孩子出门。虽然只有一个孩子的时候并没买过，但是在有了第二个孩子后，我还是买了婴儿外衣"。

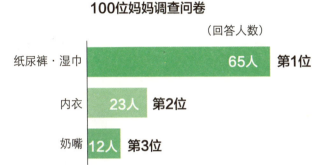

我家买的东西

养育两个孩子和单独养育一个孩子时不同，妈妈要一边跟在大孩子身边，还要一边照顾小的孩子，同时还要让两个孩子的生活方式相一致。这里介绍的是有经验的妈妈们推荐的一些有利于养育两个孩子的用品。有了它们，你的生活会变得很便利。

三轮婴儿推车

"我的大儿子正在上幼儿园，我要每天带着小女儿接送他。生大儿子的时候我买了一个A型婴儿车，但是它转弯不够灵活，地面不平时行走困难，因此我又买了转弯灵活的三轮婴儿推车。无论任何地面都能顺利地推着走，它是我每天接送孩子时都要用的法宝。"（儿子启太5岁，女儿瑞希2个月）

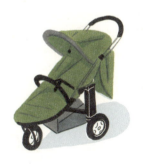

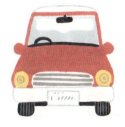

汽车

"一狠心买了辆二手车。有了两个孩子后，基本上在小女儿长大一些之前，我的出行范围会很有限，而且想买比较重的东西也不容易。所以买车是个正确的决定！我可以一次买齐纸尿裤和湿巾，要回娘家时也可以把东西都装在车里，这样轻松多了。"
（大女儿明里3岁2个月，小女儿沙里奈1个月）

婴儿车防雨罩

"因为怕送孩子去幼儿园时下雨,所以我特意买了婴儿车用的防雨罩。罩上防雨罩就不用担心走路时小儿子会淋湿了。只有一个孩子时必备婴儿背带,有了两个孩子后就需要防雨罩了。"(女儿玲奈5岁,儿子尚1岁6个月)

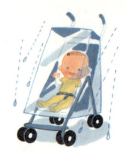

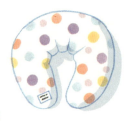

哺乳枕

"如果在我生大儿子时就知道这个东西,那我早就买了。真是后悔啊。这个枕头能够帮我支撑婴儿的体重,这样我就不会弯着喂奶了,有利防止腰痛。"(儿子俊辅2岁8个月,女儿麻耶5个月)

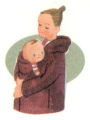

妈妈大衣

"小儿子是秋天时出生的,到了冬天时脖子就硬实了。当和大儿子去公园玩时,我就把小儿子放在抱带里,然后穿上妈妈大衣,这样孩子会觉得暖和,心情也好,所以很快就会睡着了。"(大儿子广贵4岁9个月,小儿子正辉7个月)

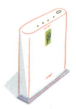

空气净化器

"大女儿在幼儿期也有些过敏症状,所以趁着生小儿子时就一起买了。带有加湿功能的很不错。到了家人感冒或是花粉期就会非常好用。"(女儿华菜3岁6个月,儿子冬马2个月)

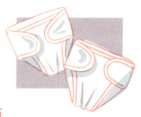

尿布

"在大女儿还需要换尿布时我又怀孕了。因为怀的是双胞胎,所以出于经济考虑,我决定买尿布。虽然不好洗,但是却节省了开支。"(女儿瞳2岁2个月,儿子健太、康太4个月)

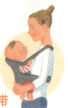

多功能婴儿抱带

"为了带儿子去公园,所以我买了婴儿抱带。因为不背着小女儿就没办法做家务,所以还是背在后面靠得紧。"(儿子直太郎4岁,女儿千晴5个月)

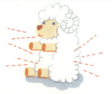

可以听到胎音的玩具

"我买了能够让婴儿听着胎音,从而安静下来的玩具。我希望照顾两个孩子时能感到快乐,说明上说在生完孩子后马上开始让孩子听效果最好,于是我在怀孕期就买好了。"(儿子将也5岁,女儿步美1岁)

只会短期内使用的物品可以使用大孩子用旧的

[即使方便，使用期却很短]

婴儿时期，宝宝的内心与身体都在显著发育。有些东西买时虽然觉得"有了它会很方便"，但过了两三个月后却用不上了。如果在你生头胎时有些买了但没太用的物品，在生二胎时正好都能拿来用。首先，将躺在家里壁柜或抽屉里睡觉的旧衣服拿出来，再整理一下能用的物品吧。

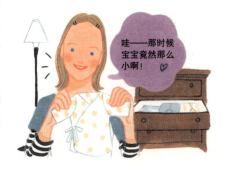

哇——那时候宝宝竟然那么小啊！

准备数量如下。

婴儿内衣 60—70cm长的内衣也能马上用到

宝宝出生三个月后，体重会变为出生时的2倍，约6公斤。身长也变为60cm左右。因此，当整理孩子的旧衣物时，不仅要挑选新生儿的衣服，还要挑选60—70cm长的内衣一起拿出来。这样就不用反复找衣服了。

短内衣
数量：5件
衣长至腰或膝盖处的短内衣。这些衣物会直接吸走汗液，因此要经常换洗。夏天时最好选择纯棉线等布料的衣物。

长内衣
数量：2件
长及孩子的脚尖，穿在短内衣外面。衣服下摆没有子母扣，对于双脚还不能自如活动的新生儿而言很方便。

蝴蝶衣
数量：2件
衣服的臀部处带有子母扣，是婴儿的双脚能够自如活动后最好穿的衣服。新生儿时期也可以不扣子母扣，直接穿。

婴儿服 两穿婴儿服用处大

夏天出生的孩子基本上只要穿内衣就可以了，因此不必准备太多其他衣服。但如果大孩子的旧衣物不够用，那么妈妈们也可以利用大孩子穿过的两穿婴儿服，一般这些衣服都是在婴儿双脚能够自如活动后才穿的。在那之后，妈妈再根据孩子的成长状况买衣物，这是比较明智的。

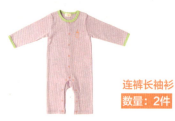

连裤长袖衫
数量：2件

连裤的长袖衫，很多在屁股处都带有子母扣。冬季时不可或缺的衣服，使用方便。

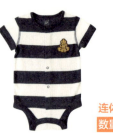

连体衣
数量：1件

圆领、屁股处带有子母扣。有一件就可作为内衣来用。

其他物品

可利用的旧物	
帽子	数量：1件
软毛毯	数量：1件
手套	数量：1件
马甲	数量：1件

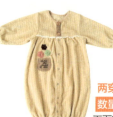

两穿服
数量：3件

下面带有子母扣，新生儿时可作为婴儿裙，孩子长大后则可作为连体衣穿。可穿着较长时间。

尿布类 利用好在衣柜中休眠的尿布

你生头胎时买的尿布是不是还在柜子里休眠呢？生养二胎时，妈妈也已经有了经验，不会再手忙脚乱了。这时候就可以使用尿布了。如果此时你家的大孩子也还在用尿布，两个孩子一起就更加经济了。

第2章 产前准备与度过孕期的方法

尿布

数量：10片

有现成的片形尿布、折叠后再使用的圆形尿布以及需要自己剪裁的尿布等。尿布经济实惠，也不会产生垃圾，可以和纸尿裤一起使用。

尿布兜

数量：3个

各种质地的都有。如果选购的是带有防水、防漏功能的，那么数量少些也可以。

其他物品

可利用的旧物

尿布桶
放要洗的尿布以及存储换掉的纸尿裤的专用垃圾桶。上面有两层盖子，防止气味外散。

尿布处理瓶
对纸尿裤进行简单的卫生处理。将尿布包裹成香肠状，这样可防止气味外散，扔垃圾时会很轻松。有了它十分方便。

毛巾加温器
为婴儿清洁屁股时，可以用其给毛巾加温。冬天时最好用。使用温暖的毛巾清洁时，婴儿也会感觉舒服。

母乳及奶粉用品　提前进行消毒

如果家里以前买的是玻璃奶瓶，那么只要在第二个孩子出生前提前进行消毒就可以使用了。另外，有些零散的小用品消毒、杀菌后也是可以使用的，因此没有必要重新买。活用旧物就能省钱。

奶瓶与消毒用品

即便是完全母乳喂养的妈妈也需要准备一个奶瓶给孩子喂水。还需要一起准备好奶瓶的消毒用品。

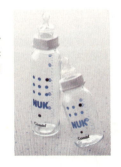

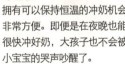

冲奶机

拥有可以保持恒温的冲奶机会非常方便。即便是在夜晚也能很快冲好奶，大孩子也不会被小宝宝的哭声吵醒了。

无需计量的奶粉

虽然要坚持母乳喂养，但妈妈们还是要准备奶粉以防万一。条状的单独包装奶粉或者固体奶粉可以直接冲调，非常方便。

挤奶器

分为手动、电动等各种类型。如果你是需要带着冷冻母乳把孩子送去托儿所的忙碌妈妈，那么这会成为你的一件法宝。

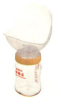

洗澡及卫生用品　你有婴儿浴盆吗？

你家里还存放着使用时间短、放着又占地方的婴儿浴盆吗？如果家里没有，那么租一个要比买新的更划算。婴儿洗发液、香皂等要选购无刺激类型的。

水温计
在洗澡前可以用来测量水温。大人感觉适合的温度对于婴儿来说会过热，直到找回养育第一个孩子时对水温的感觉前，最好还是使用水温计。

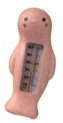

婴儿浴盆
有可以放在地板上的，也有可以放在水槽上的类型。后者可以减轻妈妈们腰部的负担，而且排水也很简单。

其他物品

可利用的旧物

吸鼻器
婴儿经常会鼻塞，有了吸鼻器就能消除鼻塞。将家里已有的东西消毒好就能给小的孩子使用了。

指甲钳
婴儿指甲钳是必需品，因此在生头胎时家里一定买过。这样的东西没必要特意再买新的。

婴儿体温计
婴儿会经常发烧。等待时间短、放在腋下马上就能得知温度的类型最为方便。

床上用品　婴儿被褥要充分晒干再使用

婴儿的床上用品在充分晾晒、清洁后可以再利用。婴儿床单等用品可以在妈妈怀孕期间洗好，在阳光下充分晾晒。如果孩子在夏天出生，那么就可以把毛巾当作被褥使用了。

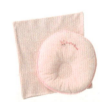

婴儿枕
防止婴儿头部变形的甜甜圈形枕头。随着婴儿的成长，当婴儿头形固定后就没必要使用了。

婴儿被褥

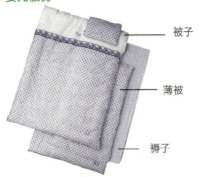

— 被子

— 薄被

— 褥子

床单

如果有成套的婴儿床品，那么无论是睡床还是睡地板都能使用了。婴儿被子会因为孩子所处季节不同而薄厚各异，所以不用备齐。

为了能让房间宽敞，大型用品最好租赁

[正因为是两个孩子，有了这些用品才方便]

有了两个孩子后，妈妈一定是在大孩子满地跑的时候去照顾小的孩子。很多此前一直睡在地板上的妈妈都是因为担心大孩子会踩到小宝宝而急忙买了婴儿床。

有些用品就是在有了两个孩子后才会觉得方便、好用。为了能在孩子长大后，家里也能变得宽敞起来，建议妈妈们租用大型用品。

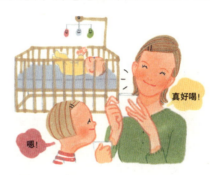

婴儿床

孩子睡觉，妈妈放心

如果担心大孩子会踩到、或者撞到小婴儿时可以考虑使用。当妈妈忙得抽不开身时，可以支起床上的围栏，这样孩子睡觉时，妈妈就能放心了。

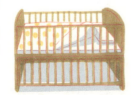

学步车

同时解决了孩子缠人的问题

把小的孩子放进学步车后，因为可以自由行走，所以孩子会很高兴。在孩子容易磨人的傍晚将其放进学步车，妈妈就可以顺利做家务了。但是，要注意别让孩子摔倒。

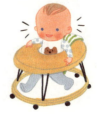

A型婴儿推车

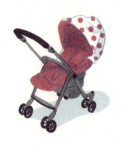

带孩子外出时的必需品

相对于B型车，这种车子不容易转弯。如果带着大孩子出门时，推车会有些不方便。但是，因为妈妈们会经常陪着大孩子出去玩，因此会时常要带着小的孩子去公园，这样它就成了必需品。

婴儿椅

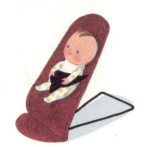

白天照看起来很放心

如果家里没地方安放婴儿床，那么也可以使用婴儿椅或矮型婴儿摇椅等。让婴儿睡在高处，这样就不担心大孩子会踩到他了。相比让婴儿睡在容易落灰的地板上，这样也更加卫生。

不用花钱的产前准备技巧

[多多收集信息也会有意外发现]

这里为不想全买新用品的妈妈们尽力想了一些不用花钱的产前准备法。

首先，妈妈们可以在相对悠闲的怀孕期里，通过网络、杂志，或者是从有孩子的朋友口中了解与产前准备相关的信息。也许妈妈们会有意外的发现。如果发现在家附近有婴儿用品比较便宜的店铺也要记下来。一边和大孩子说说即将出生的小宝宝，一边一起选购婴儿用品也是很有趣的。

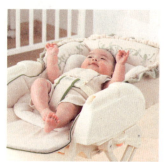

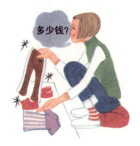

自由市场

自由市场是最有可能以低价买入自己想要的物品的地方。每个地方的货摊位置都不一样，因此最好能够提前调查。在公园、超市的一角或者是购物街上的摊位大多会出售儿童服装、用品等。有些好东西可能会很早就卖光，所以建议妈妈们早些出门。不过，时间越晚，东西大多会越便宜，因此妈妈们也许会买到超值物品。

小学校或幼儿园的义卖会上会有很多儿童用品，妈妈们可以看一看。有些特供品与限量品因为需要满足条件才能购买，因而妈妈们买到优质商品的可能性会更大。

婴儿用品回收利用店

虽然价格上没有自由市场便宜，但是在这里却能买到带有标牌的新品服装、未开封的用品以及成色很新的物品等。随着互联网的普及，现在这样的回收利用店也以网店为中心了。虽然不看实物进行购物会有些风险，但某种程度上，照片也能反映商品的状况，因此也减少了很多麻烦。

网上拍卖、在线商店

坐在家里就能买齐婴儿用品，这就是网上购物的好处。网上不仅能买二手物品，还能买到便宜的新品。

但是，网上购物有时也会遇到黑心商家，妈妈们购物时也要多加注意。尤其网上购物大多是私人交易，很多时候是不能取消交易或退货的，因此请选择大型网站进行购物。

婴儿安全座椅免费租用

为防止儿童发生交通事故，2000年起，日本法律规定：凡不满6周岁的儿童乘坐汽车时都必须使用儿童安全座椅。虽然中国的交通法并没有对此做明文规定，但妈妈们从孩子的安全角度考虑，可以准备或租赁安全座椅。在中国部分城市，有商家曾在十一黄金周等假期提供安全座椅的免费租赁服务，妈妈们可以提前关注。

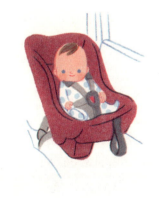

克服养育二胎的难题

二胎的产前准备

婴儿用品的使用期都很短，
相信此刻孕育二胎的妈妈们都清楚这一点。
正因如此，二胎妈妈们在产前准备上才会不花钱。
妈妈们可以想办法利用已有的物品，
或者想办法买到便宜的用品……
一起来借鉴下节俭型妈妈们的明智选择吧！

通过信息杂志找到闲置物品

因为想省钱，所以我会经常看各种购物海报、信息杂志以及邮购目录等。我还会发帖子"求转让闲置育儿用品"。很多人都会把闲置的物品让给我，这样基本上就不用买了。（儿子昂7岁，女儿日菜3个月）

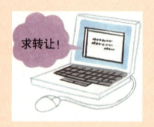

塑料澡盆用作洗澡后的婴儿床

生大儿子时买的是塑料澡盆。这个在给小女儿单独洗澡时也能用，但当我要带着小女儿一起泡澡时，我就把澡盆放在换衣间，并在澡盆里面铺上毛巾。从浴室出来后，我就把女儿放在这个澡盆里睡觉，它瞬间就变成了洗澡后可用的婴儿床。（儿子哲4岁7个月，女儿枫4个月）

十元店中买齐用品

我非常喜欢十元店！最近的十元店里也增加了婴儿以及儿童用品。我在做产前准备时在这里买了尿布兜、便盆、帽子、围嘴、袜子、玩具磨牙棒、拨浪鼓、防撞条、儿童安全锁、儿童餐具、儿童洗发水等。我生大女儿时,十元店里还没有这么多婴儿用品呢,现在却是品种丰富、种类齐全,真是太好了!(女儿叶月4岁2个月,儿子千夏7个月)

无法使用的旧衣服可以剪好做清洁巾

整理儿子的旧衣服时,我发现很多衣服都发黄或是遭虫蛀不能穿了。因为扔掉了可惜,所以我就将它们剪成边长10cm左右的正方形,当小女儿屁股起疹子时就把这个当作湿巾用,这样女儿感觉也很舒服。(儿子阳介3岁2个月,女儿爱2个月)

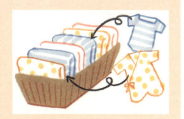

调查婴儿奶品的最低价,一次性购买

因为我的母乳不足,那么奶粉钱就成了不容忽视的支出。因此,我会经常看广告,然后调查奶粉的最低价。于是我发现,我家附近的超市里,奶粉每个月会有一次大减价。平时220元一罐的奶粉,减价时只要154元。因此每到那天,我就会在送女儿去幼儿园后直接去超市。基本上我都是在超市刚开门时就已经抢到了5罐奶粉。当然,这时候是不能带着小宝宝购物的,所以我会提前把孩子送去娘家照看一会儿。(女儿睦美6岁3个月,儿子力3个月)

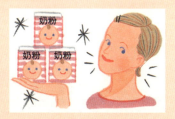

把大女儿的连衣裙改造成婴儿裙

我把大女儿穿不了的连衣裙都改成了婴儿裙。首先把前身从正中间剪开,加上扣子就可以了。如果想要变成连裤装,那就留出臀部的位置,然后在裤腿上镶上子母扣就行了。经济实惠!(女儿朝音2岁9个月,儿子岳大2个月)

孕育二胎的最好时间是?

重新认识一下生完头胎的妈妈们的身体吧

准备孕育第二个小宝宝前,妈妈们请注意

剖宫产

[至少避孕一年,尽早听取医生建议]

如果是正常分娩,那么子宫的机能大约6周就可恢复。

但是,如果妈妈在生育头胎时选择了剖宫产,那么就必须要等到母体以及手术产生的伤口完全恢复后才能再次怀孕。因此妈妈们最好在一年内避孕。

另外,如果头胎生产时选择了剖宫产,那么在生二胎时很有可能还要进行剖宫产。如果妈妈们想要正常分娩,那首先要去生头胎的医院,让医生给出建议。

由于头胎时选择了剖宫产,所以有些医院为了慎重起见,会直接让妈妈二胎时做剖宫产。而也有些医院准许尝试自然分娩。有时即便确定了妈妈可以进行自然分娩,但由于孕期中出现的风险,妈妈也有可能会提早进行剖宫产手术。

一般怀孕38周左右适合进行剖宫产手术,但是妈妈们不要自行决定进行手术的时间,一定要在此之前先和医生进行商讨。在那之前还要尽早决定在哪里生,并且收集相关妇产医院的信息。

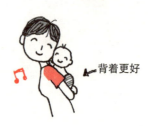

背着更好

腰 痛

[在第二个孕期结束前，减轻腰痛带来的烦恼]

怀孕时，腰部要勉强支撑大肚子，有了孩子后还要抱孩子，这些都是妈妈们产后腰痛的原因，很多妈妈都为此而困扰。

如果孕育二胎，那么肚子又会再次大起来，因此腰痛可能会变得更加严重。

有时候，腰痛也是因为运动不足造成的，因此多做运动、改抱孩子为背孩子等，在日常生活中多多下功夫，这样妈妈们在第二个孕期中，直到第二次生产前，腰痛都能得以减轻。

体重减不掉

[重新安排自己的饮食与生活习惯，争取使体重复原]

怀孕时增加的体重无法复原、总和孩子一起吃点心、经常吃孩子的剩饭等，有了孩子后，虽然想控制体重，但却总是很难做到。

但是，肥胖会造成不孕，而且也很容易造成难产，因此这个问题不容忽视。

即便是为了家人的健康着想，妈妈们也要在饮食上注意营养均衡，尤其在吃加餐或剩饭时要注意防止热量摄入过多。

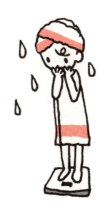

育儿疲劳

[每天筋疲力尽，下次怀孕也会很辛苦]

母体自身会在生产后半年至一年的时间里得以恢复。但由于要进行24小时不间断的育儿与家务劳动，因此很多妈妈每天都是筋疲力尽的。另外，妈妈们也会在育儿中感受到压力。

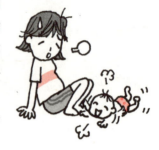

如果妈妈的身心不能放松，那么在孕育二胎时会感觉更加辛苦。

如果在产后感觉体力下降，就要充分休息，可以利用散步等方式恢复体力与精神。另外，感觉疲惫不堪时也可以请亲友帮忙，妈妈自身的状态恢复是最重要的。

妇科烦恼

[产后感染、子宫肌瘤、子宫内膜炎]

很多妈妈会因为生育头胎而使子宫、卵巢受伤，或因为感染而使输卵管堵塞，最终造成不孕。

如果想要二胎，但是却一直无法怀孕，那么妈妈们就要去医院进行一下检查，看看是否有隐藏的妇科疾病。

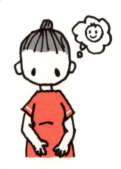

另外，子宫肌瘤、子宫内膜炎等会影响精子的受精以及着床，这也是造成不孕的原因之一。子宫肌瘤的大小和产生位置可能会造成流产，因此最好在怀孕前对此进行治疗。

传染病

[没有风疹抗体时要接种疫苗]

现已确定的对胎儿有影响的传染病是风疹、传染性红斑等。如果在怀孕初期感染了风疹，那么婴儿就有可能出现先天性障碍。而传染性红斑则有可能使腹中的婴儿患上胎儿水肿。由于此时家里的大孩子在上幼儿园、过集体生活，因此他们很有可能会将这些疾病带回家。妈妈们在怀孕初期尽量不要去人多拥挤的地方。

每个妈妈在第一次怀孕时都会做风疹抗体检测，如果是没有抗体的妈妈，那么在第二次怀孕前就要接种疫苗。而且，接种后三个月内要避孕。

何时生二胎？什么时候会怀孕？

最佳时期

[至少要半年后再怀孕]

子宫在经历生产后，大约要60日（±10日），亦即两个月左右才能恢复，才会开始排卵，重新开始生理期。但在哺乳期间，由于激素的影响，妈妈的生理期会推迟。一般人都认为重新开始生理期就意味着身体状态的恢复，在医学上来说，生理期恢复=做好了怀孕的准备。

虽说如此，在大孩子1岁前，育儿工作十分繁重，如果此时再孕育第二个孩子，妈妈的负担会变得更重。

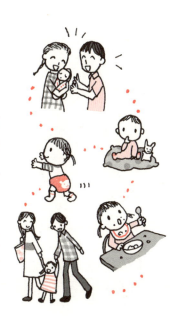

另外，从经济上考虑，至少间隔半年后再要第二个孩子是最好的。

在两次孕期间隔时间稍长时，也要防止卵子老化、出现妊娠合并症的风险。在这一点上来说，最佳的怀孕时期是25—38岁。

可能怀孕

[生理期没有开始也不能疏忽大意]

一般产后生理期重新开始后就有可能怀孕了，但我们对此还要仔细思考一下。

这里不容忽视的事实是"生理期要在排卵后两周左右才会开始"。如果认为生理期没到就忽视了避孕，那么可能在产后的生理期还没开始时，妈妈们就有了第二个孩子。

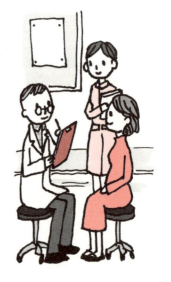

除了马上就想要二胎的妈妈外，妈妈们最好能在产后6周内进行避孕。

如果因为哺乳期而使排卵延迟、生理期没有重新开始，那么此时也要避孕。

要避免产后马上怀孕，就要正确使用避孕套。如果能配合使用避孕软膏和避孕药栓会更加有保障。

IUD（宫内节育器）最好在产后8周后使用。可以在产后一个月进行健康检查时向医生咨询。

另外，进行母乳喂养的妈妈要避免使用口服避孕药。

妊娠反应、体形变化、妊娠纹等

值得注意的二胎孕期身体变化大比较

从妈妈们的经验中发现生育头胎与二胎的不同

[有妊娠反应？与生头胎时不同？体重有轻有重]

* 第一次怀孕时并没有妊娠反应，但是第二次时却出现了。虽然别人说我这种反应算是轻微的，但因为是第一次出现的反应，所以感觉很辛苦。

(M·S妈妈)

* 两次怀孕都没有妊娠反应！正因为如此，我在那段时间照顾大孩子时并没有觉得辛苦。我朋友中有人的妊娠反应非常严重，让人看着都觉得可怜。

(M·K妈妈)

* 第一次怀孕时，直到孩子出生前我一直因为妊娠反应而浑身无力。因此在要二胎时我也做好了承受妊娠反应的准备，但是却一直没什么反应出现，我的孕期就这样平静地过完了，感觉整个人都很轻松。

(M·T妈妈)

* 第一次怀孕时有孕吐现象，并且怀孕初期体重增加了。第二次怀孕时妊娠反应很小，体重控制做得也很好！因为是二胎所以才会这么从容吗？

(N·T妈妈)

妈妈们的经验调查——

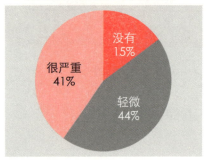

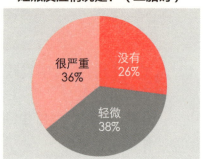

妈妈们的经验调查——

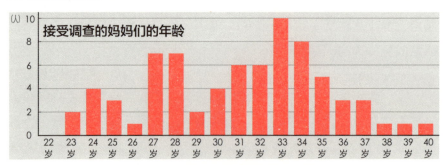

恢复体形很困难？肚子和臀部是两大难题

[妈妈们悲痛地喊着："体形回不去了！"]
体形变化种种

* 和头胎时相比，体形不容易恢复了。或者说是恢复不了了。特别是胳膊上的肉。我感觉手臂越来越粗壮了，有没有什么办法啊？

(K·S妈妈)

* 一吃饭，我的肚子就马上突出来了！是因为腹肌松弛吗？以前并不是这样的，这个让我有点儿受打击了。

(N·Y妈妈)

* 虽然体重恢复了，但是我的臀部下垂了。我劝自己说是我的错觉，但我的背影的确没法看了。

(J·O妈妈)

* 产后比较在意的就是胸部、肚子和臀部。看着变成了大婶的自己，真是感觉好悲哀。

(Y·O妈妈)

* 虽然体重恢复了，但是身材却没回来。而且我的胸部也没有了。现在我的体形就像是个幼儿，自己就像是个洋娃娃。

(T·T妈妈)

* 肚子突出来了。虽然体重恢复了，但是皮肤却越来越松弛。

(M·O妈妈)

* 肚子以及臀部倒是恢复了，但是，母乳期结束后，我的胸部越来越平了。真是火大！

(K·S妈妈)

* 体形和臀部都没恢复。过去穿着宽松的内裤现在都小了……

(Y·H妈妈)

* 我的胸部萎缩了。不知道哺乳期结束后能不能恢复。真是让我不安。

(A·H妈妈)

* 我的臀部、大腿和肚子没有恢复。难道下半身要越来越粗壮？

(M·N妈妈)

* 胳膊和后背上都长肉了。我的体重明明比怀孕前还轻呢，真是悲剧。

(M·Y妈妈)

* 臀部变大、下垂了！

(M·N妈妈)

* 小腹突出、胸部松弛。我做了很多努力恢复紧致，但是都不见效。

(Y·H妈妈)

* 体形没了，白头发倒是增多了。看到完全改变的外表，真是难受。好像一下子老了很多。

(U·S妈妈)

* 胸变小了，结果还下垂了。以前我的身材很好的，现在就连孩子他爸都感到失望了。

(K·I妈妈)

妈妈们的经验调查——

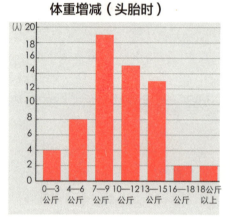

体重恢复了？还是……生头胎后的比较研究

[体重增加原因的自我分析]

* 生完头胎后真是太辛苦了，所以我瘦得很快。在生二胎时，育儿上多少有了经验，所以也从容了不少。可能就是因为这样，所以我瘦得也慢了。

(M·S妈妈)

* 我比以前重的原因，我想是孩子们把脂肪都留给我了。

(K·T妈妈)

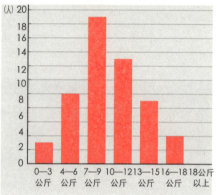

* 我是母乳喂养，所以肚子总是会饿，而且我的食量也增加了。我对食物的偏好也变了，现在我非常爱吃甜点。当然，我的体重也增加了。

(A·S妈妈)

* 怀孕中不能太胖，所以我要努力再减掉2公斤。

(Y·H妈妈)

* 生完老大后我就开始去健身俱乐部，因此很顺利地恢复了体重。现在生完二胎后就没去，所以体重增加了。

(M·K妈妈)

* 因为给小宝宝喂奶，所以我吃得很多。即便哺乳期结束，我的胃却还是变大了，所以还是吃得多……

(S·O妈妈)

* 生完老大后，我一直在和丈夫打网球，这是我俩的爱好。但是有了两个孩子后，无论是带着他们两个，还是要找人照看都困难了。所以我们也不打球了。可能是因为运动不足的关系吧，我的体重增加了。

(Y·A妈妈)

* 现在比以前瘦了一点儿，但是和生老大前相比还是胖。这可能和我生老大时增重10公斤以上有关系。

(M·Y妈妈)

* 老大纯母乳喂养到1岁5个月，但是老二却没有纯母乳喂养，我想这就是原因。

(S·O妈妈)

[妈妈们是怎么恢复体重的，努力减肥？自然瘦？]

* 我觉得是又忙工作又做家务的原因。

(M·K妈妈)

* 哺乳期体重很快就恢复了正常，但哺乳期结束又马上胖了，所以运动必不可少。

(Y·I妈妈)

* 产后每天都跑步。结果，我比以前还要瘦！

(N·K妈妈)

* 原因在于怀孕期间体重没增加。因为每天吃含油食品与冰激凌，所以我戒酒了，可能这也有帮助。

(E·I妈妈)

* 做家务，又要养育两个孩子，自然就瘦了。一点儿没觉得减肥辛苦。

(N·Y妈妈)

* 有了两个孩子后，育儿相当辛苦。产后不到一周，我就开始做家务以及其他事情了。每天总是忙忙碌碌的，根本胖不起来。

(M·K妈妈)

* 出院后忙这忙那，连睡觉的时间都没有。所以也没时间去减肥。不过，一个月后，我的体重恢复正常了。

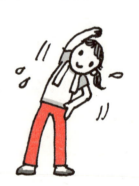

(N·N妈妈)

* 现在是哺乳期，我比原来瘦了。但是，老大的哺乳期结束后我就增重了。所以这次可能也是这样。我已经做好了思想准备。

(Y·O妈妈)

* 母乳喂养+养育两个孩子，运动量大幅提升！

(J·H妈妈)

* 我觉得原因在于进行母乳喂养和经常外出。

(E·Y妈妈)

* 照顾两个孩子感觉很疲惫。不过，我的体重也因此变轻了。虽然高兴，但不知这是好还是坏。我要注意不能变得憔悴。

(E·S妈妈)

[有没有出现妊娠纹？出现方式不一样吗？]

* 生头胎时在肚脐下方长出一条，但是生二胎时没有。真是幸运。

(N·Y妈妈)

* 虽然生过两次孩子，但是我一直没有长出妊娠纹！

(M·K妈妈)

* 头胎是过了预产期才出生的，所以我长出一点点妊娠纹，但是在生二胎时也没增加。

(N·N妈妈)

* 生老大时在肚子正中有一条。二次生产时没有。我一直努力做保湿护理。

(Y·I妈妈)

* 第一次生孩子时，我的肚子、胸部、大腿上都长了好多妊娠纹。因为有这些纹路在，所以生二胎时就不明显了。可能也有少量增加。

(A·K妈妈)

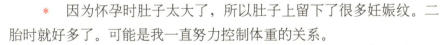

* 生头胎时肚子和乳房上有。生二胎时肚子、乳房、大腿、腿肚子上都有。

(M·N妈妈)

* 因为怀孕时肚子太大了，所以肚子上留下了很多妊娠纹。二胎时就好多了。可能是我一直努力控制体重的关系。

(M·T妈妈)

* 头胎时因为体重急升，所以长出了很多西瓜一样的竖纹。过了三年后，这些竖纹终于变浅了，就在这时我开始二次怀孕。这次我十分在意体重的增减情况。

(K·K妈妈)

* 头胎怀孕时是肚子和大腿上有。二胎时胸部有。开始我还是

比较注意的，但是到了怀孕后期它们就都长出来了。

(K·K妈妈)

* 肚脐下面长出了闪电形状的妊娠纹。好在二次怀孕时没有。

(M·Y妈妈)

* 头胎时肚子和胸部长出了妊娠纹。二胎时没有。

(Y·H妈妈)

建议

二胎时，子宫会比头胎时更容易膨胀

原理和用过的气球比刚买的气球好吹是一样的。因此，已经生育过的子宫会平缓地膨胀起来。这一点非常好。

生头胎时子宫僵硬，但二胎却不同。大多二胎都是巨大儿，这和身体已经习惯了生产有关。很多人都感觉生二胎时产道容易打开，在身体的变化上等都是二胎时较为轻松。

妊娠纹的出现因人而异，有的人在生头胎和二胎时也会不一样。另外，妊娠纹是皮肤纤维发生龟裂产生的，因此不论头胎和二胎，纹路的生长方式都是一样的。

有些人生头胎时没有妊娠纹，但是在生二胎时有，也有些人一直都没有，这取决于每个人体重的增长方式。如果两次怀孕时体重都是极速增加，那么大多都会出现妊娠纹。因此，妈妈们要注意控制饮食。

妈妈们的经验调查——

妊娠纹？（头胎时）　　　　　**妊娠纹？（二胎时）**

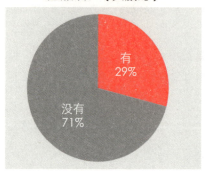 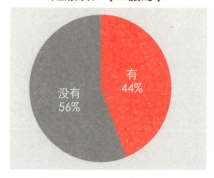

第2章
产前准备与度过孕期的方法

你有没有为了顺产而塑身呢？

利用简单训练，提升肌肉力量

[跨越生产与产后的育儿障碍]

第一次怀孕时，因为时间充裕，所以妈妈们可以做顺产体操或是孕妇瑜伽。但在二次怀孕时，因为要照顾大孩子，因此妈妈自己的事情往往成了次要的。但是，生育二胎的妈妈一般都年龄偏大，所以为了待产，首先要有柔软的身体。这里为您介绍一些能够一边做家务、或者一边和大孩子玩，一边就能轻松做的身体训练。

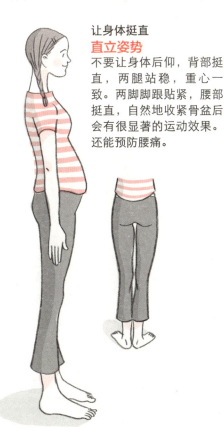

让身体挺直
直立姿势
不要让身体后仰，背部挺直，两腿站稳，重心一致。两脚脚跟贴紧，腰部挺直，自然地收紧骨盆后会有很显著的运动效果。还能预防腰痛。

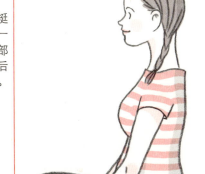

注意骨盆位置
在地板上坐直
坐在地板上，背部不能挺直而坐的人，说明你的腹肌衰弱了。注意在坐时不要弯腰，要让骨盆挺直并能支撑住自己的身体。

使全身的血液流通
伸展整个身体
双脚打开与肩同宽,双臂在头顶上方伸直,注意从手指指尖到脚部成一直线。放松腰部与背部的肌肉,你会感觉很舒服。

慢慢向左、右摆动身体,注意不要过分用力,伸展到自己感觉舒服的程度为止。要点是向两侧伸展。

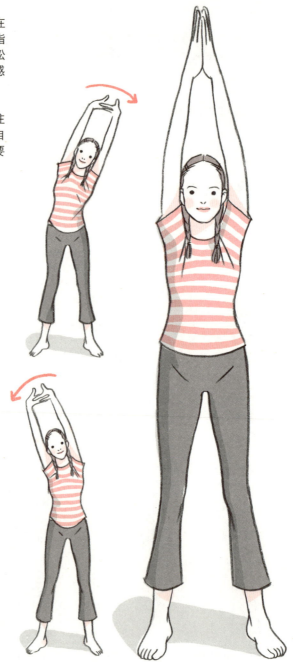

第2章
产前准备与度过孕期的方法

让骨关节柔软
向内屈膝
坐在地板上，像盘腿一样将一条小腿向内收，另一条腿向外侧伸展。向内屈膝是伸展骨关节的极好动作。保持姿势一段时间后，再换另一条腿做。

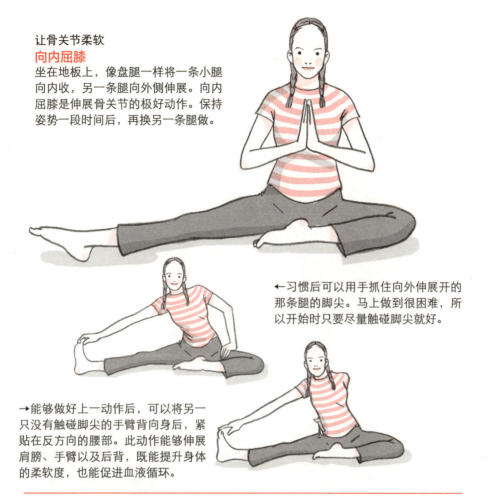

←习惯后可以用手抓住向外伸展开的那条腿的脚尖。马上做到很困难，所以开始时只要尽量触碰脚尖就好。

→能够做好上一动作后，可以将另一只没有触碰脚尖的手臂背向身后，紧贴在反方向的腰部。此动作能够伸展肩膀、手臂以及后背，既能提升身体的柔软度，也能促进血液循环。

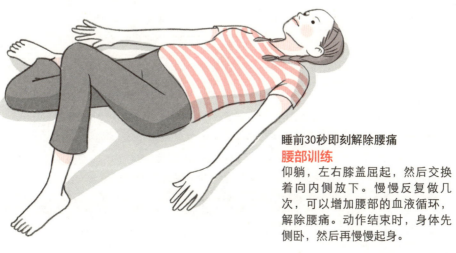

睡前30秒即刻解除腰痛
腰部训练
仰躺，左右膝盖屈起，然后交换着向内侧放下。慢慢反复做几次，可以增加腰部的血液循环，解除腰痛。动作结束时，身体先侧卧，然后再慢慢起身。

二胎怀孕、分娩、育儿百科
Second children

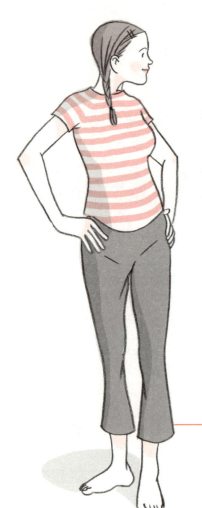

促进骨盆内的血液流通
扭腰运动
双脚轻轻前后分开，然后慢慢左右扭腰。可以在做饭或打扫时练习。这一动作对于腰部以及骨盆内的血液流通非常有帮助，因此非常适合腰痛的人。这也是缓解生产时的阵痛的好动作。

有利于生产的骨盆底肌肉锻炼法
下蹲动作
以前就听说蹲着擦地之类的能够帮助顺产。现在就用短管吸尘器试试这一方法吧。这个动作能够锻炼骨盆底肌肉，还能让骨关节柔韧。

无论在哪儿生孩子

想要顺产，不可不知的妇产医院选择要点

选择能够信服的医院。收集信息是明智之选

[可以换妇产医院。利用头胎的生产经验进行选择]

大多数人会在生育二胎时选择生头胎时的妇产医院。这样一来，妈妈们就对这家医院的系统有了了解，而且这里的医生、助产士等也都认识。另外，医院方面对于产妇上一次的生产情况以及产后情况等也都有了解，因此对于二胎生产会更加有把握，特别是在遇到棘手问题时，处理起来也会比较容易。这就是选择同一家医院的好处。

不过，如果第一胎是在自家附近医院生的，但为了照顾大孩子要回老家去生二胎，或者对第一胎的医院不满意时，妈妈们也可以选择其他的医院。

目前，全国很多妇产医院都有孕早期建档、定期产检的规定，不少医院还人满为患，因此，尽早选择并确定医院也是顺利度过孕产期的保证。妈妈们可以利用生头胎时的经验，尽早决定自己打算如何生产、准备去哪家医院等。

妈妈们的经验调查——

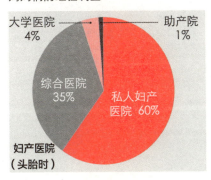
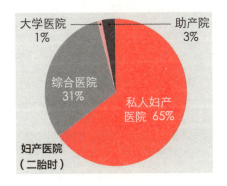

助产与自己生产

助产是以"在孩子要出生时负责帮忙"为基准,为要生产的妈妈提供助产士进行分娩的方式。但是只适用于自然分娩。如果在怀孕中出现了问题或在生产时出现异常,那么就会由产科医生来处理。

也可以请助产士到家里帮助生产。不过这样的例子比较少见。

另外,有的妈妈可能会想让大孩子陪产,由于每个孩子的性格与年龄不同,因此不能一概而论。但由于生产中可能会出现大出血,所以最好还是让孩子们回避。

二胎妇产医院选择要点

NO.1 到医院花费的时间

如果要带着大孩子去医院,那么最好还是选择离自家或是娘家比较近的地方。即便距离较近,如果需要带着孩子换乘几次车辆,那样也会给妈妈的身体造成负担,精神上也会感觉疲惫。

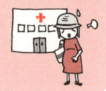

NO.2 是否有想要的生产方式

想要丈夫陪产,或者想要水中分娩,或者是LDR(阵痛开始后进行生产,直到生产结束都在一间房中)等,如果有自己喜欢的生产方式,那么就要选择有条件设施的医院。

NO.3 意外出现时

当今时代最为重要的是对怀孕中或在生产时出现的紧急状况进行对应治疗。妈妈们要对医院中的医疗设备、固定医生、助产士的数量、是否有儿科或NICU(新生儿集中治疗室)等进行确认,对于私人医院,还要对其与大医院、围产期①中心等的协作情况进行了解。

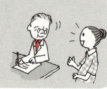

NO.4 头胎剖宫产时

如果头胎是剖宫产,那么很多医院会让二胎也做剖宫产手术。如果妈妈们想要自然分娩,那么可以寻找一下适合的医院。但是,妈妈们首先要确定上一次的生产情况,以及这次的怀孕过程是否适合自然分娩。

---

① 指婴儿出生前后的一个阶段。一般指怀孕28周到出生后一周这一阶段。此时新生儿发病率较高,死亡率较高。——编者注

NO.5 产后母子与母乳指导

二胎妈妈对于照顾新生儿已经有了经验，为了能为出院后保存体力，有些妈妈会要求母子分室。有些医院白天母子同室，晚上会将新生儿放在婴儿室，等等。每家医院的做法不同，因此妈妈们要寻找适合自己的妇产医院。在母乳指导上也是如此。

NO.6 对大孩子的关怀

选择在私人妇产医院或助产院进行生产的妈妈在增多。她们的理由都是"可以带着大孩子住院"。当在生产时或生产后很难找到照顾大孩子的人时，妈妈们也可以考虑这样的医院。即便不能和大孩子一起住院，私人医院以及助产院在会客时间上大多也是比较宽松的。

二次生产前，最晚要在33—34周时回老家

[选好回家后要住的医院]

在回老家生产的妈妈们中，听到的最为失败的经验就是"老家的妇产医院不适合我"。如果在生头胎时有了这方面的经验，那么妈妈们就会在生二胎前选好信服的医院。为此，事先收集信息很重要。一定要选交通方便的地点，还可以通过朋友了解人们对该家医院的评价，然后等到自己回到老家后亲自去考察。

另外，选好了老家的医院后，要在妊娠初期就对预约分娩的情况等进行咨询。有些地区是不接受妊娠中期以后的分娩预约的。

在最终确定好要转入的医院时，要请之前一直负责检查的医院出具介绍信，这样妈妈在转院后也能参加妈妈课堂了。

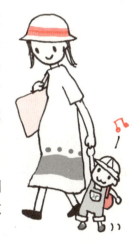

[回老家的时间要比头胎提前]

生头胎时，妈妈只要考虑自身情况就可以，因此很多人都是快到预产期时才回老家。

一般来说，即便是生二胎，最理想的回老家时间也是在9个半月左右。但是从医生的角度来看，即便有介绍信与母子健康档案等作为参考数据，但此时转院的孕妇和始终在这里接受检查的孕妇相比，医生能够获得的信息量无疑少了很多。

如果妈妈们能够提早回老家就诊，那么就能和老家的医院建立联系，也能提前适应妇产医院里的气氛，这样也能使自己放心。

另外，接近预产期时再回老家会给孕妇的身体带来巨大的负担，此时单是活动一下都会觉得辛苦。如果准备回老家的时间与预产期安排得过近，万一此时正赶上大孩子身体不适就糟糕了。

妈妈们最迟要在33—34周时回老家去。选择这个时段回老家，如果有紧急情况发生也能来得及处理，另外，大孩子也能和外婆、外公多多相处，这样妈妈在住院时也可以放心了。

妈妈们的经验调查——

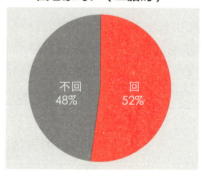

[选择不给自己和大孩子增加负担的交通方式]

回老家时，最好选择在短时间内不会给自己的身体造成负担的交通方式。与头胎时我行我素的出行不同，这次还有大孩子会跟着你一起行动。因此在利用交通工具时，最好有丈夫或其他人陪同，这样可以减轻妈妈的负担。另外，为了尽量减少随身携带的行李，可以利用快递，让自己一身轻松地出行。利用公共交通工具时，最好避开人多杂乱的时间段。如果是开车回去，长时间保持一个姿势会很疲劳，因此中途要休息。

[不要过分向父母撒娇。注意把握娘家的情况]

回老家生产最大的好处是能够放松休息。但和头胎生育时不同的是，这次你会请父母帮忙带大孩子。大孩子会在妈妈住院时和外婆、外公住在一起，而很多孩子都是第一次和母亲分开。因此自己的父母照顾起孩子来已经很辛苦了。

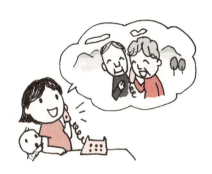

另外，相比生头胎时，你的父母又上了几岁年纪，因此不能把所有事情都交给他们，那样他们的负担太重了。

不要回到自己的姑娘时代，一味地对父母任性。一定要坚持在产后照顾好婴儿和自己。

[和丈夫详细讨论在老家的日常生活]

如果妈妈的头胎就是回老家生的，那么相信留守的爸爸也在一定程度上有了经验。

如果二胎是第一次回老家生产，那么夫妻两人就要事先商量好一切。

如果选择回老家生产，那么爸爸的存在感就会减弱，爸爸就不会很快萌发出与妈妈一起负责育儿的自觉。为了避免以上这种情况的发生，爸爸最好在妈妈生产后就来老家住几天，不仅是来看小宝宝，也是为了让他关怀大孩子。

可以回老家后再买，也可以带去的方便用品

□ 妈妈的肌肤护理用品　　　　□ 婴儿护理用品
□ 孕妇专用内衣
□ 产后专用卫生巾　　　　　　必需品也可以在回老家后购
□ 产后专用哺乳内衣　　　　买。不过通常买零碎的东西反而会
□ 产后服装　　　　　　　　花掉很多钱。而且，大孩子的很多
□ 大孩子的玩具、绘本、光盘等　旧衣物都是小宝宝能用的，所以不
□ 大孩子的衣服　　　　　　必都买。妈妈们可以将用品打包邮
□ 小宝宝的衣裤、纸尿裤　　　寄回去，这样更经济。
□ 哺乳用品

有些爸爸平时不做家务，妈妈们要在回老家前做好一切准备

* 生活缴费

如果没设置银行扣缴，那就要将缴费金额、付款日等告知丈夫。

* 传授简单的家务技巧

有些丈夫把家中的一切都交给妻子，因此自己对于垃圾回收日、吸尘器的摆放地点等都不知情。对于准备在家做饭的爸爸，妈妈们还要告诉他们做饭的诀窍以及调味品的放置地点等。

* 购买罐装食品、消耗品

准备一些自己一个人不用费事去做的食品。冰箱里的东西也要整理一下。洗发水、卫生纸等用品也要事先准备充足。

* 贴便签，标明东西的所在

要将常穿的内衣、不常穿的正装、贵重物品的放置位置提前写在便签上。

* 确认老家的住址以及医院的联系地址等

为了方便在紧急时联系，不仅要将联系方式记在备忘录中，还要写下来贴在显眼的地方，这样就可以省去翻找的时间了。

* 确定丈夫对生产的意见

是否陪产、工作时间安排上是否来得及等，很多事情都要先和丈夫沟通好。

不回老家的妈妈们怎么办？我家这样照顾大孩子

把大孩子送去娘家

[把孩子放在老家后就马上住院了。孩子的外婆累坏了]

我们是避开返乡高峰期后，快速将孩子带回老家的。虽然有外婆照顾很好，但因为我们平时很少回老家，因此孩子变得十分不听话。而且我家的孩子正是爱玩、爱动的时候，因此累坏了我妈妈，之后她还向我发牢骚呢。（M·O妈妈）

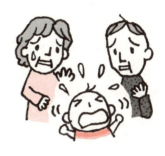

[不听外婆话，还会哭]

离开娘家后我们很少有机会回去，所以我家的老大似乎不太听外婆的话。他就连要小便什么的也不说，照顾起来相当辛苦。我住院后打电话回家问情况，结果就听到孩子开始哭，还说什么要回家之类的，最后弄得我也很痛苦。（T·T妈妈）

[零食吃得太多，结果有了蛀牙]

最让我无可奈何的就是孩子外婆太惯孩子了，我家老大变得十分任性。在家时我是不经常给孩子吃零食的，但是在外婆家却是只要喜欢就随便吃，结果孩子都有蛀牙了。（Y·U妈妈）

[和表兄弟一起玩，大孩子很满意？非常成功！]

因为平时我就带着孩子经常回娘家，所以孩子和外婆也很亲近，就算我不在，似乎他也不会觉得寂寞。我姐姐一家也住在娘家，我觉得有个和自己家里孩子年纪相当的小孩也不错。休息日时，我家的孩子就和姐姐一家去动物园，而且玩得非常好，真是谢谢姐姐、姐夫了。可能是因为在那段时间学会了兄弟姐妹间的相处，所以他还会很努力地照顾小宝宝。（M·T妈妈）

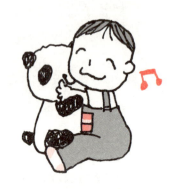

把大孩子送去婆家

[带着孩子喜欢的玩具一起出发]

因为怕孩子晚上会哭，所以我们带着他喜欢的玩具一起去了奶奶家。没想到这让他的情绪非常稳定。孩子的爷爷奶奶也很高兴，两方面或许都能留下一段美好的回忆。（Y·O妈妈）

[完全成了奶奶的孩子？]

以前我们就会把孩子放在奶奶家，然后再外出，所以我对此并没什么不放心。在我住院的一个星期里，孩子的尿布都是奶奶给换的，等我出院后，孩子有段时间都不靠近我，总是跟在奶奶身边，这让我感觉很难受。（H·K妈妈）

把大孩子送到幼儿园

[固定期间内交给民办幼儿园照看]

在怀孕后期开始的三个月里,我把孩子送去了民办幼儿园。因为只是在我住院期间以及产后的小段时间中让孩子爸爸负责接送,所以他也能坚持下来。

虽然费用高,但因为幼儿园可以提供24小时的保育,因此不管爸爸加班到多晚都能接孩子。虽然开始时,我家的孩子并不太喜欢那里,但那里有很多与他年纪相仿的小孩,所以他去上幼儿园也很开心。(M·T妈妈)

雇保姆照顾孩子

[坐月子期间雇保姆帮忙]

我的父母都去世了,我丈夫的母亲也去世了,所以我们雇了保姆。我家的保姆也是一位有两个孩子的妈妈,曾经还是护士,因此十分值得信赖。这个保姆不仅照顾大孩子,还同时承担打扫、收拾厨房等工作。虽然雇保姆费用较多,但是她的工作令我很满意。(U·U妈妈)

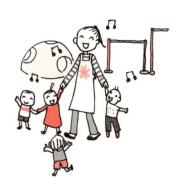

住在能让孩子玩耍的单间中

[住进能够玩耍的日式单间]

日本医院里有完全的日式单间,即有床及榻榻米的单间。为了方便和老大玩耍,我选了日式单间。单间中有电视、冰箱、柜子。因为房间中铺了榻榻米,所以即便孩子坐在地上玩也无所谓,而且又是单间,不需要在意周围的人,所以爸爸每天下班后到这里来也不会拘谨。(K·K妈妈)

[带着孩子住院,消除孩子的压力]

我选择的妇产医院可以母子同室,而且允许带孩子住院。于是我们带着老大喜欢的绘本和玩具一起住了进来。因为孩子还是在我身边,所以感觉就像是在自家一样,所以他很轻松。(M·O妈妈)

与头胎怀孕时不同的地方、二胎的注意事项

二胎孕期问答

Q 头胎时我的妊娠反应很严重，二胎时还会如此吗？

A 状态取决于个人，精神放松就没问题。

在对妈妈们进行调查时，有的妈妈说"妊娠反应会因为肚子里孩子的性别而不同"。其实这并没有任何医学上的根据。

有的妈妈说"头胎时没有妊娠反应，但是二胎时却非常严重"。还有的妈妈说"两次都很严重"或是"两次都没反应"。妊娠反应是因人而异的。不过，根据调查，大多数人头胎与二胎时的妊娠反应出现的情况是不同的。

在头胎时妊娠反应较重的人，二胎时并不会加重，因此只要精神放松就没问题。

另外，头胎时没有反应，但却在二胎时出现了妊娠反应的人可能会感觉身体情况不好，或者怀疑自己的身体状况出现了异常。如果进行超声波检查没有异常，饮食上也没有问题就不用在意。但是要注意，不要因为妊娠反应而吃得过多。

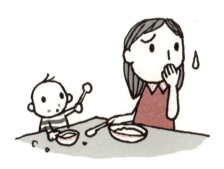

Q 因为妊娠反应照顾大孩子困难的时候，可以不去做产检吗？

A 身体不适时，可以变更产检日期，但是必须产检！

不要因为"妊娠反应很难受，不去医院了"，越是这种时候，越要去医院。如果身体很好，但因为照顾大孩子忙得没时间，那么妈妈们可以将产检日期稍做变动。产检时，初次怀孕的人可以在检查中知道自己是否有风疹抗体，而知道自己有抗体后，就不用担心日后会感染风疹。不过，产检日期变动几天是可以的，但一定要尽早检查，不能漏掉。

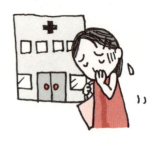

Q 我流产过。会不会下次怀孕时又流产呢？

A 根据流产的原因而定。

如果是在怀孕11周前发生的初期流产，其原因大多在于受精卵有问题。所以即便流产过一次，这种情况也不一定会反复发生。

但是，如果初期流产情况发生三次以上，那么就可能是"习惯性流产"，需要接受详细检查。

怀孕12周以后发生的流产，可能是"子宫颈管无力症"等母体原因造成的。这时最重要的是消除这种原因。否则就可能会反复发生流产现象。

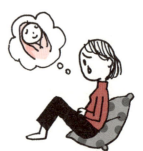

Q 怀了二胎后，我的妊娠纹会增加吗？

A 体重急速增加时，容易出现妊娠纹。

妊娠纹是因为皮肤纤维发生皲裂而产生的。妊娠纹的走向都是相同的，并不是说第一次怀孕时妊娠纹是纵向的，那么第二次就会变成横向的。

另外，体重极速增加时就会产生妊娠纹，因此妈妈们要注意控制自己的体重。容易出现妊娠纹的大多是平时较为苗条的人。由于她们的皮肤较为紧致，因此即便怀孕鼓起的肚子只是正常大小，她们在25—26周时也有可能出现妊娠纹。而十几岁时比较胖，后来瘦下来的人却不容易产生妊娠纹。

不过，由于妊娠纹也是因人而异的，所以不论哪位妈妈都应该严格控制自己的体重。一旦出现妊娠纹就不会消失，所以不要在纹路出现后进行护理，而是要在怀孕时就注意。

Q 生头胎时没有妊娠纹，二胎时也会没有吧？

A 体重极速增加后可能会出现。

尽管头胎时没有出现妊娠纹，但也不能疏忽大意。如果体重增长过快，那么就有可能产生妊娠纹。只要肚子变大，身体的负担就会加重，而皮肤的伸缩程度也是有限的。如果妈妈们的身体脂肪增加，那么情况就会更糟。如果能注意让自己的体重缓慢增加，那么皮肤

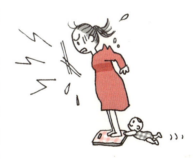

也能逐渐伸展开，这样出现妊娠纹的可能性就会降低。妈妈们不要过度增重，要以防止出现妊娠纹为主。

Q 我很担心我家的大孩子会在幼儿园的集体生活中患上风疹等传染病，万一传染给我怎么办？

A 预防对胎儿有影响的风疹和传染性红斑。

现在，传染病中已经证实对胎儿有影响的是怀孕初期感染后，可

能致使婴儿出现先天性障碍的风疹,以及因病毒而导致婴儿出现胎儿水肿的传染性红斑等。

如果感染了以上疾病就必须接受治疗,但不要直接去妇产科就诊,要事先电话联系。为了不把疾病传播给其他产妇,电话里要详细告知院方自己可能患了传染病,然后再按照医院的指示行动。

有时候,有些传染病是从幼儿园等区域性范围内流行起来的,但即便如此,妈妈们也不可能和大孩子隔离,因此,孩子带

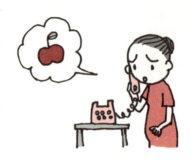

回来的病症是没办法预防的。如果已经得了传染病,那我们只能观察病症。但如果还没得,我们也不要太过紧张,可以事先想想如果得了传染病要怎么办。

另外,如果妈妈们总是去人多拥挤的地方,那么患病的概率就会升高,因此要尽量避免人多之地。

Q 二次怀孕后,应该给孩子断母乳吗?

A 可以趁怀孕时给孩子断奶。

如果在怀孕时继续给孩子哺乳,那么就可能因为乳头受到刺激而引起子宫收缩,从而导致流产或早产。

很多孩子都是在1岁左右断奶的,但如果你家的大孩子还没有断奶,那么妈妈可以趁此机会给孩子断奶。

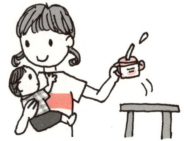

给孩子断奶要选择在妈妈和孩子状况都不错时进行。慢慢地让孩子的母乳次数变少、母乳时间变短，随后变为"三天不喂奶"。在这期间，不论孩子怎样哭闹都要坚持住。在顺利断奶后，妈妈们要轻柔地挤压乳房，预防乳腺炎。

Q 我可以开车接送孩子吗？

A 为避免发生意外，尽量不要开车。

虽然并不是完全不行，但是考虑到有可能会出现车祸等意外事故，妈妈们最好还是不要自己开车。

特别是过了稳定期后，妈妈们的肚子就会变大，自己的反应力也会变得较为迟钝。此时，妈妈们开车出现操作失误的可能性最高。

另外，即便是一点儿小的冲撞，也可能让妈妈的肚子撞到方向盘，这样不仅是婴儿，就连母体也会出现危险。

那么，在肚子还不明显的时期就能开车吗？其实还是不建议妈妈们那样去做。因为不管妈妈们多么注意，车祸还是有可能因为对方的失误而发生。而且，妈妈们也有可能会在开车时被卷入事故中，因此在发现自己怀孕后，最好不要开车，转而坐在安全性最高的后排座位上。

妈妈们可以一边散步一边接送孩子，或者也可以让爸爸帮忙接送。

Q 对大孩子要照顾到何种程度？

A 可以和平时一样。要多抱抱孩子。

只要怀孕期间没有出现问题，那么妈妈们就可以像平时一样抱孩子、带孩子去散步或是去公园玩。但是，如果妈妈们突然抱孩子则会增加腰部的负担，因此在抱孩子时，最好采用跪在地板上等让自己感觉较为轻松的姿势。

另外，有时候大孩子会爬到妈妈的肚子上，或者无意中踢到妈妈的肚子。妈妈肚子里的宝宝有羊水保护，因此能够承受一定程度的冲撞。只要在此后没有出现腹痛、出血等情况，那么妈妈们就不用担心。

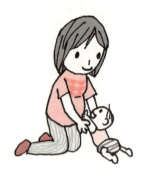

Q 相隔十年后，我再次怀孕了。这种情况下怀孕是否有危险？

A 不用太紧张，但是要注意自己的年龄。

如果相隔十年后再次怀孕，那么妈妈虽有过生产经验，但其身体状况却和初产妇相近了。

另外，距离自己初次生子，现在的自己已经长了10岁，而有的孕妇会超过40岁。如果在生头胎时就有高血压、贫血等情况发生，那么妈妈们就要注意仔细地进行饮食与体重控制。

虽然此时在年纪上而言，怀孕的条件可能有些不利，但是很多妈妈还是顺利生下了孩子，因此不用太担心。但为了尽早发现孕期中出现的不良现象，此时的妈妈们一定要做好定期检查。

另外，人在年纪大了后，身体的肌肉、组织等就会自然发生老化。这样就可能使宫口扩张困难、产道不易收缩，造成分娩时间的延长。如果出现这些情况，那就要考虑进行剖宫产手术或吸引分娩。

Q 忙得没时间休息会不会对身体有影响？

A 感觉疲劳时就要休息。

与担心自己的身体、按照自己的节奏度过孕期的头次怀孕不同，孕育二胎时，既要照顾大孩子，又要忙着做家务，很多妈妈都是忙得没时间休息。但妈妈们还是要秉着能偷懒时就偷懒的原则，尽量减少自身负担。如果感觉疲劳，不要因为还要照顾大孩子就逞强，要让身体充分休息。妈妈们可以和大孩子一起睡个午觉，或者也可以让爸爸积极地帮忙做家务或是带孩子。

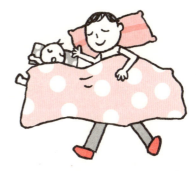

Q 不能进X光室吗？

A 孕妇最好避免进入。

目前还不清楚孕妇跟着进入X光室是否会对胎儿有影响。在孕妇自己接受胸部或牙齿治疗拍摄X光片时也是如此。

尽管如此，没人会喜欢在怀孕期间接受放射线照射，所以妈妈们最好还是不要进入X光室。

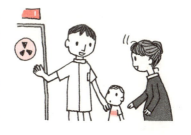

Q 头胎时腰疼得厉害。这次还会吗？

A 情况有可能会重演。

如果有些人在第一次怀孕时出现了某些麻烦，而那些麻烦是其自身的体质或体格原因造成的，那么这一麻烦就有可能在下次怀孕时再次出现。

如果在头胎的孕期中就为腰痛所苦

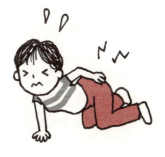

恼，那么二次怀孕时，这种情况也许还会出现。但是，如果你并不清楚腰痛的原因，那就把两次怀孕与生产分别看待，不要太过紧张、在意。

如果腰痛严重、进而无法照顾大孩子时，那就要尽早找人帮忙，注意不要让腰痛恶化。

Q 我有妊娠高血压症，这样能要二胎吗？

A 很有可能会再次出现这一状况，要高度注意。

如果上次怀孕时出现了重度妊娠高血压，或者在不满32周前就出现了此症状的人很有可能自身就是这一体质。因此在二次怀孕时也很可能再次出现同样的情况。妈妈们要注意。

高血压的孕妇要注意控制饮食中的盐分，努力保持体重。有时候，这样的孕妇还需要安静休养。

在二次怀孕时，为了防止自己中途住院、大孩子无人照顾的情况发生，妈妈们要尽早找好照看孩子的人。如果没有适合的人，那么也可以提前找好能够帮忙的公共机构。

另外，如果是40岁左右的高龄产妇，那么还很容易产生糖尿病等合并症。如果对此担心过度，妈妈们就有可能产生压力，因此希望大家还是要在主治医生的指导下，用心度过你的孕期。

Q 因为育儿的压力，我无法戒烟，会对我和胎儿产生什么影响呢？

A 百害而无一利。早产的危险提高两倍。

怀孕期间吸烟会导致早产或增加产下低体重儿的概率。妊娠末期依然吸烟的人要比怀孕初期就戒烟的人早产概率高出两倍。

香烟中含有致癌物质。对于孕妇有影响的主要是尼古丁。尼古丁能够使血管收缩，这样会使婴儿得不到充足的氧气或营养物质，胎盘也会变小，从而影响到胎儿的发育。

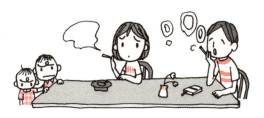

吸烟也会给母体带来危害。在吸烟产生的二手烟雾中有害物质更多。为了大孩子的健康成长，妈妈们也要尽早戒烟。

虽然每个妈妈的压力不同，而且也没有完全消除压力的方法，但是在育儿上，我们总能获得一些经验的。

自己在什么时候会感觉到压力，妈妈们可以仔细回想，然后和丈夫商量。为自己，也为大孩子找一个正确的消除压力的方法。

Q 生完老大后，我的智齿长成了虫牙。可以接受治疗吗？

A 妊娠中期时可以放心治疗。

治疗牙齿时使用的抗生素、麻醉剂等对婴儿的影响很小，因此进入妊娠中期后就可以进行治疗了。但是要告诉医生你正处于妊娠中期。另外，如果在孕吐后不刷牙，口腔内就会不清洁。因此要注意每日进行护理。

Q 我是高龄产妇，很担心能否顺产。有什么注意事项吗？

A 不要过分在意。听从主治医生的建议，过正常生活。

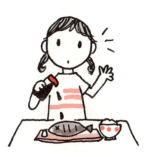

高龄怀孕后，身体的各个器官都有可能出现问题。比如，孕妇可能会出现由于血管硬化与肾功能下降而引起的浮肿、蛋白尿、

高血压等妊娠高血压综合征、有时还会引起糖尿病合并症。

但并不是所有人都会如此，如果妈妈们为此担心过度形成压力反而不好。只要听从主治医生的指示，你就能过上正常的孕期生活。

但要注意不能过胖，还有注意控制盐分的摄入量。

Q 压力过大瘦下来了，却检查出子宫底长度不足，怎么办？

A 只要婴儿发育正常就不用担心。

超声波能够判断出婴儿的大小。因此，如果发现问题，医生就会直接告诉你。如果医生没说，那就是婴儿发育正常，妈妈们不用太担心。如果十分在意的话，妈妈们也可以自己去找医生确认。

母亲的精神压力有可能会对胎儿造成影响。如果怀孕前稍胖的人，那么此种情况下无须增重。如果是此前已经过胖，因为担心出现合并症而一直吃不下饭的人，如果没有出现体重骤减现象，那么可以观察一段时间。

孕妇要吃得好、心情好，这样才能度过快乐的孕期。如果无法饮水、进食，最好尽早就医检查。

第3章

生二胎与产后身体状况

二次生产更不能大意

每一次生产的情况都有不同。二次生产才更要了解生育过程。本章里,一起来看看妈妈住院时要如何关怀大孩子、妈妈的生产过程、住院时机以及产后护理等内容吧。

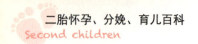

产程短？比初次生产还痛？

生二胎　开始与经过大研究

牢记临近生产时身体发出的信号

[经产妇在阵痛每间隔15分钟发作一次时就要联系医院]

下体流出混有血的暗红色黏稠分泌物，这称之为见红。一般当出现此种分泌物后就会出现有规律的阵痛，然后随着破水，生产过程就开始了。妈妈们生第一胎时是怎样的情况呢？

如果是初产妇，当规则性阵痛每10分钟出现一次时就要和妇产医院联系。由于大多数经产妇的生产进程较快，因此当每15分钟出现一次阵痛时就要和医院联系。

另外，破水大多是在开始进入生产阶段才会出现的，但如果阵痛前先破水也不要惊慌，首先要和医院取得联系。

[临产信号因人而异，表现方式也各有不同]

身体是否会出现临产信号因人而异，但在胎儿足月时会出现一些征兆。

最具代表性的是：1.胎儿下行进入骨盆，胎动减少。2.由于胎儿头部大，压迫母体膀胱，因而妈妈上洗手间的次数增加。3.白色水状分泌物增多。

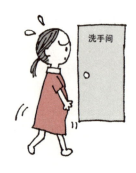

除此之外,婴儿位置下移后,妈妈会感觉胃部轻松了起来,因此有些人食欲增加,而有些人也会出现轻度浮肿或感觉耻骨痛。

经产妇的产程会比头胎开始得早,因此在足月后,无论是否出现临产信号,都要随时做好生产的准备。

以前在给医院打电话时都要说明"阵痛间隔时间、见红、疼痛状况"等,然后再去医院。但在二胎生产时,如果真实地感到"这就是要生了",那么就可以无须在意电话中的对话内容,直接做好去医院的准备。

妈妈们的经验调查——

产程开始（头胎时）

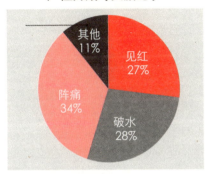

产程开始（二胎时）

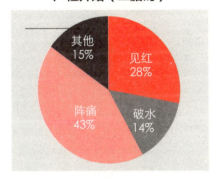

[了解见红与产前破水]

阵痛前出现的带血的黏液状少量出血就是见红。它是由于子宫收缩,使包裹婴儿的胎膜自子宫壁上脱落而引起的。即便是在头胎生产时没有见红就感到了阵痛的妈妈,在二胎生产时也有可能会见红。因此妈妈们一定要牢记。

另外,破水时流出的羊水量也是因人而异的。当然,这和妈妈们头胎时的流量也是不同的。

如果羊水流出较少时,我们会很难判断这是不是破水。如果稍微一动,就能感觉到有水缓缓流出,那么就是破水了。

二胎生产时的产程大多开始较快,如果发现破水,可以垫好干净的卫生巾或毛巾后马上去医院。

为匆忙开始的产程做好准备

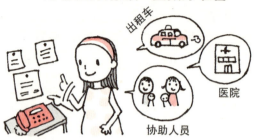

产妇基本上能够自行去医院，有时也有例外。

每个人的产程都是千差万别的。有人会突然破水，或者在外出时开始阵痛等，谁都无法预测生产时会发生什么。

如果是在自家突然发现要生了，那么可以请住在附近的其他有孩子的朋友帮忙照顾大孩子，然后找好出租汽车公司的电话，做好万全的准备。如果出现异常的强烈阵痛或大量出血时，可以呼叫救护车。

如果实在来不及赶往妇产医院，那就只能自己生产了。

自己生产时，要注意不要让婴儿着凉，最重要的是要让婴儿哭出声来，此时要自下而上地捋过婴儿背部，如果婴儿开始呼吸了，那就可以放心了。

婴儿的脐带会自然止血，妈妈们不用担心。此时可以安心等到救护车到来了。虽然这种情况很少发生，但若发生，请妈妈们一定沉着应对。

妈妈们的经验调查——

是否做了会阴切开术？（头胎时）

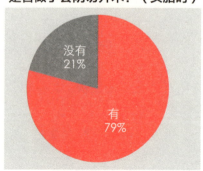

是否做了会阴切开术？（二胎时）

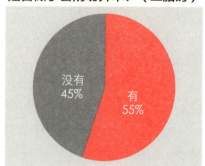

妈妈们的经验之谈

二胎生产经过如何?

广岛县
妈妈　高山佳奈(28岁)
大女儿　结爱(2岁9个月)
小女儿　心那(11个月)

生产用时
1个半小时

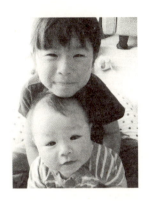

头胎生产用时长,二胎生产速度快

　　我生大女儿时是先破水,然后才开始阵痛的。从破水到阵痛开始用了两天时间。但在那之后,我的产程却一直没有进展,在使用了阵痛促进剂后的第三天早上,我的孩子终于生下来了!由于这一情况,二次生产前我就做好了要耗时间的准备,一直忍耐到肚子痛得受不了才去的医院。

　　因为最初感觉到的疼痛并不规律,所以我不知道那是否是阵痛。直到疼痛感增强后,我才叫了出租车去医院。到妇产医院时,我的阵痛已经每10分钟一次了!到了医院1个半小时后就生完了。

对两个孩子的年龄差的看法是?

我希望两个孩子能够一起玩,但不要一起进行重要的考试,所以我觉得相差2岁最合适。而且我也如愿以偿了!现在,当我因为任性的大女儿而感到疲累时,看看小女儿的笑脸就会得以舒缓,而当我因为小女儿的哭闹而疲惫时,则会有大女儿对我温柔以待。

对于孩子性别的看法是?

只要孩子健康,男女无所谓。我给两个女儿穿的衣服都非常可爱,看着也让人开心!不过,我还是想养一个男孩子,我希望第三胎能是个男孩。

香川县
妈妈　阿齐（37岁）
女儿　葵衣（4岁7个月）
儿子　佑辉（8个月）

生产用时
1小时

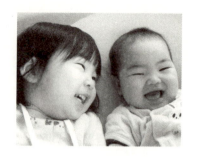

两次都是剖宫产

生大女儿时，预产期过了之后也依然没有要生的迹象。在预产期过了一个星期后，我住进了医院。尽管使用了阵痛促进剂，但还是无法开始生产。这时婴儿的胎音开始减少，所以急忙进行了剖宫产手术。因为曾经做过卵巢囊肿的手术，而且又希望孩子能够平安出生，所以我并没有反对做剖宫产手术。因为头胎是剖宫产，所以二胎也要剖宫产。由于已经是第三次在肚子上动手术了，所以我并不会感觉不安。

对两个孩子的年龄差的看法是？

考虑到短时间内能够养大孩子，而且两个人在升学、毕业上又不冲突的话，相差2岁是最好的。但实际上我的孩子相差4岁。不过，因为我现在照顾女儿已经很轻松了，所以我也有充足的时间照顾儿子，我觉得这样也很好。

对于孩子性别的看法是？

因为丈夫是家中长子，所以希望能有一个继承家业的男孩子。而且，我也想要抚养一个性别不同的孩子，所以我生了二胎。因为两个孩子性别不同、爱好不同，看来要重新买些玩具了。

第3章 生二胎与产后身体状况

神奈川县
妈妈　中辻美奈子（37岁）
大女儿　诗音（3岁7个月）
小女儿　奏音（8个月）

生产用时
34分钟

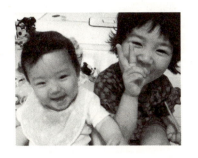

希望进行无痛分娩，但最终却是正常分娩

希望二胎能够像我生大女儿时一样也采用无痛分娩。但是我却一直有着早产的征兆，直到7个月后才安定下来。尽管我每天都吃4次防止宫缩的药物，但我的阵痛发生得还是比预定的住院日期早了一个星期。来到医院后，医生说"还不到时候"，于是我们又回了家。但回家之后肚子又开始痛了，于是就又去了医院，医生还说"没到时候"……就这样，一天半的时间里，我们往返了3次。

后来我的阵痛变为每10分钟一次。于是就又去了医院。这次我终于进入了产房。这次我原本打算是进行无痛分娩的，对于正常的生产过程也只有在生大女儿前做过演练，但是到了现在也全都忘了……明明是第二次生孩子了，但是生产时的呼吸方法什么的我却只有个模糊的印象，心里都要着急死了。好在我用了34分钟就生完了！差一点儿就要在家里生孩子了。

对两个孩子的年龄差的看法是？

照顾两个相差1岁的孩子太累了，如果相差3岁，两人又会在面临重要的考试上时间重合，所以我希望是相差2岁。但实际上她们相差3岁。不过，在某种程度上说，3岁的孩子已经能听懂大人的话了，这可以让我在与大女儿建立起牢固的联系后再要第二个孩子，我觉得这也不错。

对于孩子性别的看法是？

我的大女儿说"想要妹妹"，而且似乎两个孩子性别相同，长大后才能相互帮助。而我只是单纯地觉得要两个女儿很可爱。而且姐姐的旧衣服妹妹也都能用得上，这样还很节约。不过，有的时候我也会因为想要给小女儿买点儿新东西而感到纠结。

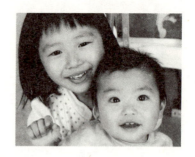

东京都
妈妈　福井舞子（29岁）
女儿　千寻（5岁9个月）
儿子　飒真（9个月）

生产用时
14 小时

因为头胎难产，所以二胎选择无痛分娩

怀孕7个月时出现迫切早产迹象，于是一直在家中保胎静养。另外，我生头胎时造成了子宫颈管裂伤，难产，用时38个小时。因为担心二胎时又会出现裂伤，所以我决定进行无痛分娩。但是，听说无痛分娩需要在后背扎入麻醉管，我又觉得好像会很痛，因而感觉很不安。

其实扎入那个管子之前也是会进行麻醉的，所以我根本就没有感觉到令我担心的疼痛，生产真是太轻松了！相对于头胎时那种声嘶力竭，无痛分娩真是太棒了。晚上11点多，我给我母亲和丈夫打电话，告诉他们我马上就要生了。原以为他们会马上就赶来，结果妈妈只是说了"我明天过去"，而丈夫则只是吃惊地说了一个"啊"，真是让我失望。

妈妈要帮我照顾女儿，丈夫第二天还要上班，让他们马上过来看我确实是不太可能。不过，一个人在医院生孩子真是有点儿寂寞。

对两个孩子的年龄差的看法是？

我和家里的兄弟就差1岁，因此听妈妈说了她那时的辛苦后，我觉得两个孩子相差5岁比较好。实际上，相差5岁后，女儿在有些方面基本上已经能够独立了，所以照顾起来很轻松。而且她还能帮我照顾儿子，就像是个小妈妈！

对于孩子性别的看法是？

我已经会养育女儿了，所以觉得再有一个女儿会很好，不过我怀的却是儿子。养男孩和养女孩完全不同！饮食方式不同，而且还特别活泼。以前我照顾婴儿时有这么辛苦吗？！

二胎产程时间短！了解生产过程

分娩第1期

准备期 感觉腹部钝痛，或有腰部下坠感等前兆

[了解基本过程]

产程的开始与经过的过程每个人都会有所不同。对于这些情况，妈妈们在生头胎时已经有所了解。但基本上每个人都会经历的过程是出现阵痛，而后随着阵痛间隔时间缩短，不久，婴儿就会出生了。

生产是大事件。即便是二次生产也不能疏忽，一定要清楚自己处于生产的哪一阶段，这样能够让你轻松地生下宝宝。为此，妈妈们要重新认识到，生产是你与婴儿的协同作业，清楚婴儿在生产中的状况是非常重要的。

* 此时的状况

虽然会有个体差异，但基本上此时的妈妈们大多会感觉到子宫收缩、腹部变硬、腰部沉重等前兆。此时要计算阵痛的间隔时间，注意放松。如果出现间隔15分钟一次的宫缩时就要联系医院。

* 度过此时期的要点

此时的疼痛还可以忍受，因此可以在这一时期饮食或睡觉。如果此时就开始紧张，那么就会造成体力消

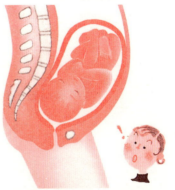

婴儿的状况

婴儿正在横向进入骨盆。此时婴儿的手脚蜷缩，低着头将下颚贴在胸前，使整个身体也蜷缩成团（第1次旋转）。

宫口扩张	0—3cm
宫缩间隔	10分钟左右
每次宫缩时间	25—30秒

耗，因此要保存体力。尽量尝试利用正常呼吸克服疼痛。

二次生产时，妈妈们大多内心不会太过紧张，因此可以洗淋浴、听音乐进行放松，也可以看看书。

妈妈们的经验谈

* 我的两次生产都是从阵痛开始的，两次都是自然分娩。头胎生产用了14个小时，二胎时用了4个小时。感觉很快就结束了。（M·S妈妈 32岁）

* 生头胎时用了36个小时，二胎时住院后3个小时就生完了。多亏大清早我们就急忙去医院了。（K·S妈妈 28岁）

* 可能是生二胎时并不紧张吧，待产的时间我就在病房里一直看书来着。（M·N妈妈 35岁）

* 二胎的这一时期，我正在为了能使产程快点儿进行而在医院中散步。进了分娩室后，我的喉咙就总是干，一直在喝水。（A·K妈妈 36岁）

* 两次都是每隔10分钟一次的阵痛出现后，3个多小时就生下来了。（E·I妈妈 27岁）

进行期 阵痛强烈后，利用呼吸法进行缓解

婴儿的状况

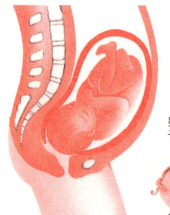

婴儿开始准备下降。被牵拉的子宫颈管变短。

宫口扩张	4—7cm
宫缩间隔	5—6分钟
每次宫缩时间	30—45秒

* 此时的状况

宫缩逐渐加剧，有些人会感觉腰腹疼痛，有些人会想吐，每个人感觉到疼痛的方式也不尽相同。子宫收缩就是在给婴儿施加压力，如果想让婴儿快点儿出来，就做深呼吸吧。

* 度过此时期的要点

感到宫缩时，要"呼——呼——"地大口呼气，利用呼吸法克服宫缩痛。腹部不要用力，注意放松。

妈妈们的经验谈

* 两次生产都是先从破水开始的。垫了卫生巾后就开车赶往医院，但是破水之后却突然开始了强烈阵痛。（M·O妈妈 33岁）

* 两次生产基本都是同时出现的见红和破水，不过，我还是和孩子爸爸悠闲地步行到了家附近的医院。二胎时生产用了5个小时，比头胎时少用了3个小时。（Y·H妈妈 30岁）

移动期　虽然痛苦，但还不能用力

婴儿的状况

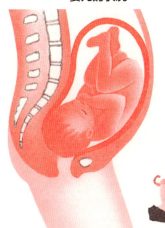

这时会出现破水现象。婴儿会稍微转动自己的身体，开始为出生做准备。

宫口扩张　　8—10cm
宫缩间隔　　2—3分钟
每次宫缩时间　　45—60秒

* 此时的状况

这时想用力却不能用力，是最辛苦的时期。不过，疼痛却是生产正在顺利进行的证明。妈妈们可以利用呼吸缓解不断袭来的阵痛。

* 度过此时期的要点

进行期时，首先采用"吸、吸、呼——""吸、呼——"的方式，然后再追加"呼——嗯"的呼吸法进行放松。要点是要用鼻子呼吸。"嗯"时肛门可以轻轻用力，这样会感觉轻松些。

妈妈们的经验谈

* 就算是第二次生，但还是非常痛！不过，因为早就有了经验，所以我还是很冷静地在努力。（T·T妈妈 29岁）
* 虽然头胎生产时我用拉玛泽呼吸法（一种缓解阵痛的呼吸法，孕妇在孕期满7个月时可以开始练习。具体方法可以通过网络或相关书籍查询）也没能放松，但是这次总算是做到了。（Y·T妈妈 32岁）

分娩第2期

婴儿头部娩出　婴儿不断下降，可以看见头部了

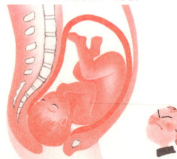

婴儿的状况　排临

迎来第2次旋转。婴儿会逆时针旋转90度，面向母亲的背部。婴儿的头部会随着阵痛时而露出，时而缩回。

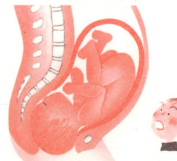

婴儿状况　先露

以后脑部为支点，继续向母亲背部转动（第3次旋转）。逐渐露出脸部，即便是在没有阵痛时，头部也不会缩回了。

宫口扩张　10cm　　宫缩间隔　1—2分钟　　每次宫缩时间　45—60秒

* 此时的状况

进入产道的婴儿会逆时针进行90度旋转，面向母亲的背部（第2次旋转）。开始时，只有在阵痛发生、母亲用力时才能看见逐渐在产道中前进的婴儿的头部（排临），不久后，即便没有阵痛，也能看见头部了（先露）。

转向母亲背部的婴儿会以后脑部为支点继续向母亲背部旋转，并且婴儿会向上抬起头，露出头部。

这时，子宫收缩产生的疼痛也到达顶点，妈妈们会感到持续不断的疼痛，如果妈妈们此时能配合阵痛开始腹部用力挤压，那么宫缩痛就会得到缓和，有助婴儿产出的力量也会加大。

* 度过此时期的要点

在助产士说"用力"时，妈妈们要进行两次深呼吸。然后尽量长时间用力。要点是放松面部表情、睁开双眼，将力量集中至肛门处。如果张口喊叫，运足的气就会泄掉，因此也就使不出力来。

婴儿头部出来后，助产士会指示妈妈们停止用力。如果此时胡乱用力，可能会引起会阴裂伤。

妈妈们的经验谈

* 初次生产时，我的脸部也跟着用力，结果双眼充血。但是这次没有那样的现象发生，我能很正确地用力了。（Y·O妈妈 28岁）

* 二次生产很顺利，没有进行会阴切开。虽然孩子重3.5公斤有些大，但毕竟是二胎，因此产道的伸缩性比较好吧。（M·U妈妈 32岁）

* 二次生产时胎位倒转，但我还是尝试了自然分娩。在助产士的呼吸法引导下，我的孩子最终平安降生了。（S·S妈妈 29岁）

* 我第二次感觉到了婴儿降生瞬间的那种感动。带着妊娠反应照顾老大时真的很辛苦，但能让孩子有个伴儿真的很好。（M·N妈妈 30岁）

娩出　距离产程结束，还差一点儿

婴儿的状况

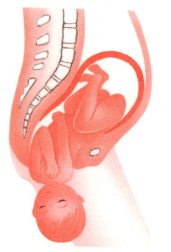

婴儿头部露出来了。这时过分用力会造成会阴裂伤。为了能让肩膀产出，婴儿会再旋转90度，变成侧身姿势（第4次旋转）。为了能让自己顺利出生，婴儿会多次旋转身体。

* **此时的状况**

当婴儿身体部位中最大的头部产出后，婴儿就会侧过身体。这样婴儿宽阔的肩膀就能产出了。

* **度过此时期的要点**

在助产士的指导下，妈妈们的呼吸变为"哈、哈、哈"的轻而短促的呼吸，随后再一下子用力。反复几次之后，婴儿就会诞生了！二次生产会更加顺利。

妈妈们的经验谈

*　头胎生产时是先破水的，生产用了30个小时。二胎时预产期过了两个星期还没反应，直到住院用药后，孩子才终于出生了。（M·Y妈妈　38岁）

*　二胎怀孕时发现我有卵巢积水，直到6个月左右才消失。我的两次生产都采用的无痛分娩，头胎时用了10个小时，二胎时用了6个小时。（K·S妈妈　32岁）

分娩第3期

胎盘娩出　胎盘产出，产程结束

＊ 此时的状况

剪断连接婴儿与胎盘的脐带，几分钟后，胎盘就会产出（产后胎衣）。此时伴随子宫收缩会引起产后阵痛，大多数经产妇会比初产妇对此感觉强烈。当胎盘娩出后，产程就结束了！

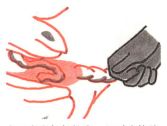

在子宫底轻轻按摩，同时牵拉脐带，帮助胎盘娩出。

妈妈们的经验调查——

生产用时（头胎时）

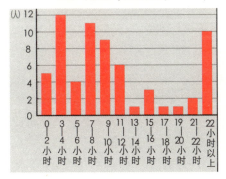

生产用时（二胎时）

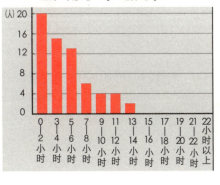

为出院后的育儿做好准备，好好休养身体

二胎妈妈住院后的生活

二胎产后的住院时间比头胎短

产后当天

[产后当天会很疲惫，要充分休息]

克服了产程中一波波的阵痛侵袭后，妈妈们在产后当天是身心疲惫的，尽管是二次生产，但依然会感觉筋疲力尽。在完成了生产这一巨大的工作后，妈妈们当天要躺在床上专心休息。

大多数妈妈能在产后6—10小时后步行。但注意不要勉强，可以根据自己的情况，请丈夫或护士陪同在病房附近走走。

如果对自己的身体状况有自信，也可以从产后当日起进行一些轻松的产褥体操。首先要从能在床上进行的简单体操开始。

产后1—2日内，有的妈妈们也会因为产后阵痛而感觉到疼痛。即便是在生头胎时没有感觉到疼痛的人，很多在生了二胎后也会有强烈的感觉。如果因为疼痛而无法入眠，妈妈们可以使用镇痛药，不需要强忍。

产后1—2日

[开始抱孩子并哺乳，也可以开始做产褥体操]

产后当天休息好的妈妈才能在第二天起逐渐开始做事。这时候产褥体操不用做得太认真。做体操的目的是帮助身体恢复，所以可以在身体状况良好后再积极锻炼。另外，此时可以洗淋浴，在清洁全身的

同时，为预防感染，妈妈们要尤其注意外阴部的清洁。

这天起，产后当天放在婴儿室中的婴儿也可以进入妈妈的房间了，妈妈可以抱抱婴儿或者开始哺乳了。

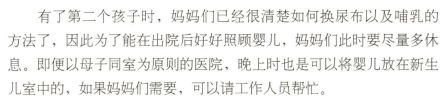

虽然已经习惯了照顾大孩子，但抱起久违的小宝宝时，妈妈们也会感慨良多的。

有了第二个孩子时，妈妈们已经很清楚如何换尿布以及哺乳的方法了，因此为了能在出院后好好照顾婴儿，妈妈们此时要尽量多休息。即便以母子同室为原则的医院，晚上时也是可以将婴儿放在新生儿室中的，如果妈妈们需要，可以请工作人员帮忙。

身体的清洁

注意清洁乳房与外阴部

产后恶露较多，因此产后护垫要勤换，其他必要的物品等也要清洁干净再使用。

另外，憋尿会引起尿路感染。排尿有利于子宫收缩，所以每天要记得去洗手间4—5次。

要经常用干净的纱布等清洁婴儿直接接触的乳房，淋浴时可以使用清洁剂。注意在淋浴时不要碰到外阴部，要用热水洗净。

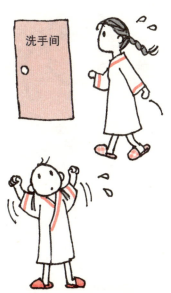

产褥体操

生了二胎后更要美体

产褥体操不仅能够促进子宫收缩，还

能有效预防产后遗尿。另外,它还能有效地对松弛的腹肌进行锻炼。

特别是在生完二胎后,妈妈们的身材会比生完头胎后更加容易走形!因此尽早进行保养是关键,希望妈妈们能尽量积极行动起来。

深入了解乳汁的形成

乳汁的分泌与激素作用息息相关。脑下垂体前叶中分泌出的催乳激素会下达制造乳汁的命令,而脑下垂体后叶分泌出的催产素则会发出将乳汁外送的命令。

那么,制造乳汁的原材料又在哪里呢?它就在血液中。乳腺小叶会从血液中获取所需的物质用以生产、分泌乳汁。

形成的乳汁会储存在乳房中的乳管洞中。每当需要时,它就会通过乳头上的乳管口流出,但妈妈们一定要坚信自己是有乳汁的。即便是头胎时母乳不顺利的妈妈也不要灰心。想要母乳育儿的妈妈们可以从产后第一天起开始进行乳头护理。

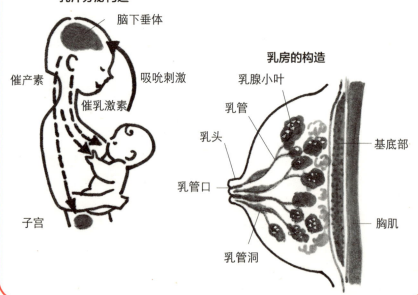

产后3—4日

[心情得以放松的时候。如需要，可参加营养指导]

和小宝宝在房间里的时间较多，而且也和房中其他的妈妈熟悉了起来。很多营养师都会举办营养指导讲座，告诉妈妈们如何利用饮食获得好的乳汁。有需要的妈妈们可以参加。

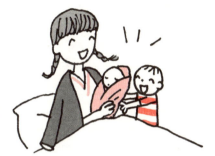

牛奶的冲调法、吃完奶后要拍嗝等，对于这些事情，妈妈们已经在照顾大孩子时有了经验。

另外，现在正是最为放松的时候，所以在大孩子来看望时，一定要和大孩子多多接触。

出院日

[母子情况都好时，可在5—6日时出院]

头胎生产时要住院一周左右，但在二胎时，如果母子都正常，那就可在住院5日左右出院。当然，医院医生会根据产妇和婴儿的具体情况作出不同安排，有的甚至会在第3天安排出院，这都属于正常情况，不必为此焦虑。

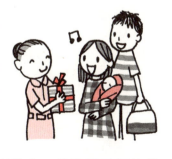

出院时，医生会为婴儿以及妈妈做健康检查，确认母子俩的状况。婴儿会接受黄疸检测与全身观察，而妈妈则会接受内诊检查。如果两人都没问题就可以出院了。出院时要认真听医生所说的注意事项，并且预约一个月后的健康检查。

虽然是二次生产，但让妈妈独自抱着婴儿回家也有些困难，所以最好能让家人来接。另外，有些医院还会在产妇出院时送些奶粉、奶瓶等作为礼物。

建议

时常让孩子和自己睡在病床上，多多抚慰孩子

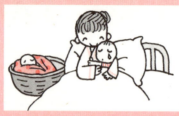

这是我自己的经验之谈。在我的大孩子1岁9个月时，我生了二胎。

因为在家里有爸爸和奶奶陪着，所以即便我不在家，我家的老大也过得很好。

到了我们能够见面的日子，老大因为马上就能见到妈妈而显得很开心。

但是，当他到了医院，看到我身边躺着一个小宝宝时，他就大哭着说："这是什么？我不要小宝宝！"然后每次来医院都会哭。

我没办法，只好将婴儿放在婴儿床里，然后让大孩子和我一起睡午觉，并且告诉他"你是最重要的"。这样一来，孩子逐渐放心了，慢慢也平静下来了。

有些医院的会客时间会很长，当大孩子来时，妈妈最好能仔细观察大孩子的反应，告诉他"你是最可爱的"，并且多多给他抚慰。

刚出生的婴儿还听不懂语言，所以可以不用太在意。要以大孩子为优先。

住院5日内的模拟安排

产后当日 孩子终于出生了！第一次给孩子哺乳

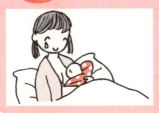

大多数二胎的生产都要比头胎轻松，尽管如此，生产仍然也是一项繁重的劳动。产后的妈妈至少要安静休养12个小时。产后妈妈首先要做的就是给小婴儿哺乳。在剪掉脐带、测量过身长、体重、头围、胸围，确定一切正常后，妈妈们就可以抱着孩子，第一次给宝宝喂奶了。

产后第1日 与小宝宝的生活真正开始了

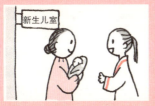

妈妈们在充分休息了一晚后，体力也恢复了大半，心情也舒畅了。妈妈需要接受回诊，以确定子宫的恢复情况。如果身体状况良好，那么妈妈可以去新生儿室把宝宝接回病房。比起事事需要他人照料，适当地照顾婴儿会让妈妈更好地恢复。

产后第2日 开始进行婴儿洗澡练习，二胎妈妈轻车熟路

换尿布、洗澡、喂奶后拍嗝等在照顾婴儿时令新手妈妈们手忙脚乱的事情，对于二胎妈妈来说都已经非常熟练。因此即便在住院期间，二胎妈妈们也能过得很悠闲。

妈妈们的体力在不断恢复，如果医生允许，妈妈们还可以洗个淋浴，那样就会更加清爽了。还可以和同样的产妇妈妈们一起聊聊共同的话题，快乐地度过一天。

产后第3日　母乳的分泌因人而异。要让宝宝多多吸吮

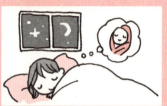

虽然现在还没有形成固定的喂奶时间，但一定要让宝宝多多吸吮。如果头胎时就能下奶，那么二胎时也会如此，有的妈妈生头胎时不能下奶，但是大多在生二胎时却能。因此妈妈们不要放弃。

如果身体状况良好，那么可以认真做做产褥体操。临近出院之日不远了。为了回家后能够好好生活，现在要多多休息。

产后第4日　临近出院！开始整理行装

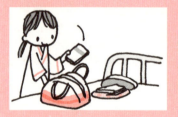

很多妈妈都能顺利下奶了。

通过婴儿体重的增减就能知道妈妈的奶水是否充足。因为此时正是婴儿体重暂时下降的时期，所以妈妈们也不要太过紧张、在意。准备第2天就出院的人可以开始整理物品了。

出院日　结算后回家

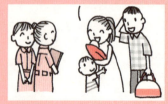

吃完早餐后接受出院体检，请医生对婴儿和妈妈进行检查。如果体检正常，那么就收拾行李、办出院手续，在结算后就可以出院了。

回家时最好能够坐车。这时需要用到新生儿安全座椅。如果今后用到得不多，那么可以暂时租借一个。

二次生产更不能忽视

产后的身体恢复与保养

产后身体如何恢复

子宫的恢复

[生产后6周左右恢复至正常大小]

子宫在妊娠后期会膨胀至胃部，但随着分娩的进行，直至胎盘娩出后，子宫就会强烈收缩，并会收缩到肚脐下方5—6cm处。子宫在胎盘脱落后能够很快止血，就是因为这种宫缩。当宫缩减弱时，大约在产后12个小时左右，子宫又会回到肚脐处。

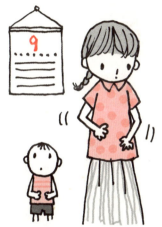

之后，子宫会逐日缩小。产后的一段时间内，只要将手放在肚子上，就能清楚知道子宫的大小。

一般来说，产后第5日，子宫收缩到肚脐与耻骨正中，第10日，子宫大约在耻骨附近，而在过了两周后就会很难用手感觉到。

子宫恢复到妊娠前的状态大概需要6周。这段期间就称为"产褥期"。另外，因为分娩而造成的阴道周围的肌肉损伤则大约一周左右就能恢复。

恶露

[二胎产后的恶露期较短]

二胎产后以及生产时的残血、子宫内膜碎片、胎膜等"恶露"大多会比头胎时少。

一般在产后第3—4日是恶露最多的时期,之后就会慢慢减少。一周后的恶露量就会接近生理期的出血量,而在一个月后进行诊查时,大多数妈妈几乎已经没有恶露了。最长的到第二个月时也会结束。而在二次生产后,恶露会更早结束。

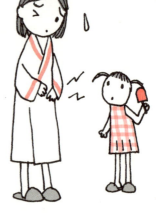

前三天的恶露中由于所含血液较多,因此颜色大多为红色,其后多为褐色、粉色,颜色逐渐变淡。在第10日左右变为黄色奶油状。如果在出院后恶露突然增多或出现血块,应及时就医。

产后阵痛与会阴切开

[子宫复原较快的经产妇痛感更强烈]

生产后2—3日内,随着子宫的收缩,妈妈们会感觉到强烈的"产后阵痛"。虽然这种阵痛也存在个体差异,但通常经产妇要比初产妇感觉更强烈。

这是因为通过上一次的分娩,妈妈身体中能够接收激素指令的感应器增多,并且对激素发出的指令变得敏感了,加之与初产妇相比,经产妇的子宫在分娩时并没有过分疲惫,因而子宫的复原速度较快。

产后房事

[产后一个月的诊查中如无异常，即可恢复正常性生活]

产后的房事要在产后一个月的诊查后，在医生认为可以恢复正常后再开始。如果检查出现异常却依然进行房事，那就有可能出现实施会阴切开术的伤口裂开、产道伤势恶化等问题。

另外，很多人都认为"母乳期间不会怀孕"。其实这是误解。生成乳汁的激素为了抑制卵巢的活动而使排卵延迟，但母乳期间还是有可能会怀孕的。

出于对妈妈身体的考虑，最好在产后半年至一年内能够避孕。因此，产后最初的房事一定要注意避孕。

避孕方法除了选择避孕套之外，还可以选择使用宫内节育器（IUD）。母乳期间的妈妈是不能喝酒的，在使用IUD前，也可以在产后一个月的健康诊察时向医生咨询。

[相互照顾的心情最重要]

产后，妈妈身体中的激素暂时不能获得平衡，外阴部与阴道内无法变得湿润，因此有时会感到疼痛。很多妈妈也会因为养育两个孩子而感到疲惫，从而对过性生活失去积极性。但是，妻子不要在这种时候冷淡地拒绝丈夫，而是要对丈夫说明自己的身体情况，努力争取获得丈夫的理解。

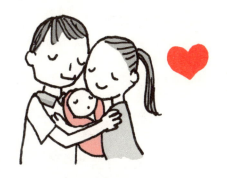

注意产后身体出现的这些问题

子宫恢复不全

胎盘、胎膜的一部分残留在了子宫中,或者由于子宫肌瘤而使子宫无法复原或恢复迟缓。这些情况称为子宫恢复不全。其症状表现为长期出现血性恶露,或者恶露量多、有血块等。

另外如果产后的伤口被细菌感染,那么还可能会出现持续发热(产褥热)。

治疗时会使用子宫收缩剂以及止血剂等,要将子宫中的残留物清理干净。

乳腺炎

婴儿长时间吸吮乳房会使乳头开裂,令妈妈在哺乳时感到疼痛。如果情况继续加重,那么乳头就会出血,或者因为伤口感染而形成乳腺炎。

另外,如果因为乳管阻塞,乳汁在乳腺中结块,并伴有痛感时,就要进行疏通乳管的按摩。如果情况恶化,乳头就会发红、发热,这些都是乳腺炎造成的。如果产生脓肿,可以将其挑开,如果出现发烧现象则要尽早就医。

排尿障碍

生产时膀胱会受到压迫,因而使膀胱肌变得松弛是排尿困难的原因,严重者会在打喷嚏或咳嗽时尿失禁。

这种现象能够自然好转,可以早晚时有意识地逐渐练习能够牵拉骨盆底肌肉的产褥期体操。

便秘

很多人因为在产后在意会阴切开术造成的伤痛而害怕排便，这成了便秘的原因。如果便秘情况恶化，那么就会更加害怕排便，由此就会陷入恶性循环之中。妈妈们要趁便秘不严重时向医生咨询，请医生开些治疗便秘的药物。早上起床后要喝一杯水，这可以促进肠道蠕动，有利于排便。

排便时的用力程度是不会导致会阴切开术伤口裂开的，因此妈妈们一定要养成晨起上厕所的习惯。

另外，要注意在饮食中多吃蔬菜类、菌菇类、豆类、海藻类以及水果等纤维含量高的食物，防止大便干燥。

贫血

怀孕期间，由于受到激素的影响，妈妈体内的血液浓度降低，血液浓度被稀释。此时原本就偏向贫血的人的血液浓度会更加稀薄，同时会感觉气短、心悸、手脚冰冷等。

另外，由于在分娩时也会大量出血，因此妈妈们很容易在产后贫血。怀孕期间的妈妈们都会注意多吃含铁的食物，产后也一样要多吃瘦肉以及动物肝脏等。

腰痛

大多腰痛都会随着身体的恢复而减轻，但如果总是采用让腰部负担加重的姿势进行育儿，那么腰痛就会恶化。越是在照顾两个孩子最辛苦的时候，越要尽可能采用轻松的姿势。为了预防腰痛，产褥期体操是必不可少的。如果要提重物，那么可以先蹲下，然后再慢慢起身。

耻骨痛

婴儿的大头在产道中出入了两次，因此妈妈们的耻骨结合处都会在一定程度上松弛，而且也有可能会感觉到疼痛或肿胀。如果感觉疼痛剧烈，那么在产后的1—2个月中不要逞强。如果两个月后依然疼痛，那么就要去整形外科就诊。

排尿疼痛

由于在分娩时膀胱受到强烈压迫而受伤，因此可能会从尿道感染上大肠菌等细菌，并引起膀胱炎或肾盂肾炎等。如果在排尿时或排尿后感觉疼痛、尿频、尿量少、尿不尽或突然高烧到39—40摄氏度等症状时，要及时就医。

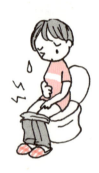

体重不能恢复

怀孕期间，妈妈们的体重会增加8—10公斤左右，但在分娩时会减少5公斤左右，其他多余的则会转化为脂肪。产后一个月左右，不必要的脂肪会消失，妈妈们就会恢复到原来的体重。在生了二胎后，妈妈要比生完头胎后更加努力地减肥。哺乳期间不要极度减肥，但要控制甜食与零食的摄入量，注意饮食上的营养均衡。

小腹下垂

生过两个孩子后，妈妈们可能会小腹下垂，或是出现妊娠纹。一定程度上说这是在所难免的，但妈妈们也不能就此放弃！如果尽早开始进行产褥期体操，那么就会确实地看到效果，马上开始练习吧。产后还要穿体形修正内衣。

脱发&白发

产后的卵巢激素分泌会减少,因此有些妈妈会出现脱发或白发的烦恼。

不过这只是一时的,妈妈们不用太过担心。身体状况调整好后,状况就会改善。

但是,不能因为养育两个孩子以及做家务忙碌而忽视了对头皮的保养。头皮肮脏也会导致容易脱发,因此即便再忙也要用洗发水、发梳等护理头发。

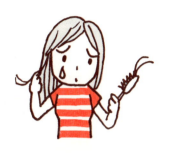

肌肤问题

怀孕期间,身体内的激素平衡被打乱,因此皮肤上容易长斑。产后半年左右,皮肤上的斑就会逐渐消失。但如果是大龄产妇,或是皮肤新陈代谢能力差的妈妈身上的斑却很难消除。因此妈妈们不能大意。

另外,为了防止妈妈们在散步或购物时被晒伤,一定要擦乳霜或是戴帽子,全面抵挡紫外线。二胎妈妈的年龄自然比生头胎时又多了几岁,因此日常保养更加重要。

妊娠高血压综合征的后遗症

产前就确诊为妊娠高血压综合征的人在产后也能得到改善。但是,如果在产后一个月后依然出现浮肿、高血压、蛋白尿等症状时,那么就有可能是妊娠高血压综合征留下的后遗症。

如果置之不理就有可能转变为慢性高血压病,因此妈妈们要和产前一样在饮食中控盐,摄取高蛋白、低热量的食物。

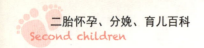

产程真的很快吗?

令人忧心的问题会反复发生吗?

二次生产问答

Q 生头胎时只是感到微弱阵痛,但我还是不想生二胎时再体验……

A 尽量做好体重控制等力所能及的事。

感觉到微弱阵痛的原因是太胖了。如果腹部脂肪过多,就会在生产时使不上力气。另外,由于产道中也堆积了脂肪,因此有时婴儿的头就会出不来。也曾听说尽管有助产士帮着按压肚子以助生产,但孕妈妈却已经累得不行了。

为了能够顺利迎接生产,妈妈们要控制体重,还要做好各方面的自我管理,这是关键。

或许是因为已经生过一胎,所以很多妈妈都有些轻视生产,但其实在每次生产时,妈妈们都是要拼尽全力的。

如果觉得"体重增加了以后还能减",认为这只是自己的个人问题就大错特错了。如果母亲自身太胖也会影响到婴儿的,而已经生育过一次的妈妈一定会知道应该怎么办的。利用你的前次生育经验,让你的二次生产更加顺利吧。

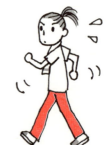

Q 第一次是早产。第二次怀孕中要注意什么呢?

A 不要大意,发现情况异常及早就诊。

数据显示,有过一次早产经验的人,下次怀孕后还有可能会早产。出现这种状况与子宫内感染或妊娠高血压综合征、子宫颈管无力症等容易反复发作的疾病有关。

虽然下次怀孕时并不一定会早产，但只要是有过一次早产经验的妈妈就不能太大意，感觉情况异常就要尽早就医。

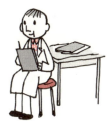

Q 二胎生产速度快是真的吗？

A 经产妇的产程时间短，做好心理准备。

一般来说，二胎时的产程时间短。其原因是在第一次生产时，婴儿已经在产道中经过一次了。另外，二次生产时子宫口的扩张也大多会比初产快。总之，二胎会比初产用时短。

举个例子来说，一位妈妈第一次生产时用了48个小时，因为初产时的子宫口较紧，而在二次生产时，这位妈妈只用了4个小时。

另外，出产时用时较短的人也需要注意。因为在你二次生产时的用时可能会更短。

阵痛的间隔时间也可能会急速缩短，因此不要等到间隔时间变为每10分钟一次时再去医院，当发现阵痛每15分钟出现一次时就要尽早联系医院。

Q 据说产后阵痛会很强烈，这是为什么？

A 子宫的收缩比初产时快。

产后，当子宫为了复原而开始进行收缩时，下腹部就会感到阵痛般的规则性疼痛。这被称为产后阵痛。一般情况下，经产妇的产后阵痛要比初产妇剧烈。这是因为子宫的收缩比初产时快造成的。

初产时，很多妈妈都没有感觉到产后阵痛，但是在二胎产后却很明显。虽然因为妈妈们的生产状况以及个人情况的不同会有差异，但妈妈们还是应该提前做好可能会很痛的心理准备。

另外，越是年轻的妈妈，子宫的恢复速度也会越快。

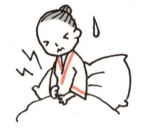

Q 我的肚子比生头胎时还要大，会发生难产吗？

A 利用超声波检查婴儿的大小。

头胎与二胎的肚子大小会有变化，这有可能是在生完头胎后脂肪堆积，因此感觉肚子比之前要大。婴儿的大小可以通过超声波检查进行了解，如果有疑虑，可以咨询主治医生。

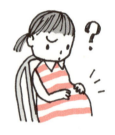

Q 时隔8年之后我又怀孕了。我的年龄有些大了，我想做剖宫产手术，可以吗？

A 如果没必要，不建议做剖宫产手术。

剖宫产手术并不是一定安全，反而是自然分娩更加轻松。如果没有亲自生下孩子，生育就会变得无趣。因此如果不是自身状况不允许，最好还是选择自然分娩。不过，有很多曾经打算自然分娩的妈妈都是因为年龄在35岁以上，在自然分娩进行中，因为自身情况而及早进行了剖宫产手术。

Q 住院时，对留在家里的大孩子要注意些什么？

A 提前告诉孩子有新的家人要诞生了。

如果几天见不到妈妈之后，妈妈却突然抱着婴儿回家了，这样大孩子会没时间整理心情。如果家里的大孩子已经是懂事的2—3岁孩子，那么可以在妈妈住院时，让他看看医院里的新生儿，也可以在带他来医院前，提前告诉他家里有了新家人。

在婴儿睡觉时，要多多疼爱大孩子，并且不要忘了告诉他"你是最重要的"。大孩子如果出现行为倒退现象也只是暂时的，妈妈们不要担心。

Q 二胎时我想让孩子爸爸陪产，但他却不愿意。

A 不要勉强。两个人再好好商量一下。

如果是因为怕看到血或是那种血淋淋的场面而不想陪产的话，妈妈也不要勉强。可以和丈夫好好说说你想怎样生产，希望丈夫怎么做。

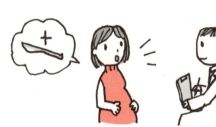

Q 二胎也决定做剖宫产手术。手术位置有变化吗？

A 基本上是在同一个位置手术。

每个医院的方针不同，因此不能一概而论。但很少看到头胎手术

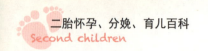

时横向开刀,到了二胎时就变为纵向开刀的。

一般都是在与头胎位置相同的地方开刀。在已经有过伤痕的地方开刀手术后,最后只会留下一条疤痕。

Q 头胎是剖宫产。二胎可以自然分娩吗?

A 要根据上次进行剖宫产手术的原因以及所住医院的方针来决定。

即便头胎选择了剖宫产,二胎时依然可以进行自然分娩。有些医院如果确定产妇的怀孕状况良好就可以采用自然分娩。这要和主治医生商讨。

但如果产妇骨盆狭窄、婴儿头部可能无法通过,那么出于安全考虑,还是应该进行剖宫产手术。

每个医院对于剖宫产手术的看法都是不同的,如果只想自然分娩,那可以寻找条件适合的医院进行咨询。

Q 生二胎时也会子宫口紧吗?

A 多数经产妇生产都很顺利。

虽然有的人因为体质原因还是会子宫口紧,但大多数经产妇的生产都是很顺利的。妈妈们已经有过一次生产经验,因此就不需要过度担心了。

Q 上一次还没什么问题,但是这次检查却说是前置胎盘。

A 为预防早产要吃药静养。

胎盘一般是贴在子宫上的,但有时它会贴在子宫下方,覆盖在子宫口上，这称为前置胎盘。

目前还不清楚其成因，也有人认为这是因为子宫肌瘤、子宫内波损伤或因炎症而引起的，多见于经产妇。

前置胎盘在妊娠后期时会使胎盘脱落，造成突然出血。这时妈妈们是感觉不到痛苦的。其前兆是发现少量出血，如果发现征兆就要引起注意。

能够确诊为前置胎盘的时期是妊娠后期。这时要住院，为防止早产，要使用宫缩抑制剂，同时静养，等待婴儿长成。

虽然此种情况大多都是进行剖宫产，但如果是边缘前置胎盘也可以考虑自然分娩。

全前置胎盘
胎盘贴在子宫口周围，完全覆盖了子宫口。

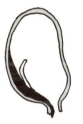

部分胎盘前置
胎盘所在位置覆盖了部分子宫口。

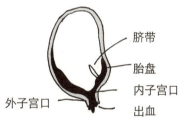

脐带
胎盘
内子宫口
外子宫口
出血

边缘前置胎盘
胎盘的边缘搭在了子宫口处。这种情况可以尝试自然分娩。

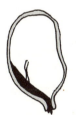

Q 头胎时进行了会阴切开。二胎时可以不用吗？

A 会阴伸缩良好时不需要。

妈妈们即便在二胎时也会对会阴切开感到不安，但因为已经有了初产经验，这时大多数情况下会阴的伸缩都很好，因此很多妈妈都不用再做会阴切开术。只要婴儿的头部能够顺利出来就不要做手术。

当然，有时根据婴儿的情况需要进行切开，但大多也只是做一个小伤口就可以了。

是否实施会阴切开要根据生产时的状况而定，妈妈可以不用考虑太多。如果想要尽量不做，也可以向医院表达你的想法。

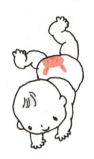

Q 我的胎位不正。要纠正吗？

A 坚持做胎位体操至36周。

即便胎位不正，如果婴儿的双脚位置合适也是可以进行自然分娩的。另外，根据婴儿与母亲骨盆的大小，有时即便双脚位置稍差也能进行自然分娩。但是，胎位不正时进行生产要比胎儿头位时更加容易产生微弱阵痛，而且发生婴儿脐带缠脖、婴儿脱臼、骨折等风险的概率也很高。妈妈们可以尽量在生产前进行纠正。

可以在28周左右起通过体操对胎位进行纠正，体操能辅助婴儿转动。

36周后会难以纠正，那之后只能等待婴儿自己进行纠正。婴儿可能会自己变为头位，因此不要灰心。

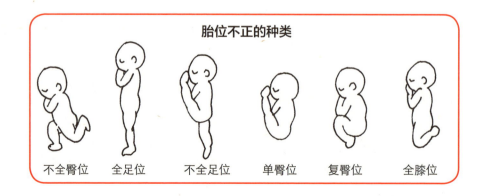

胎位不正的种类

不全臀位　全足位　不全足位　单臀位　复臀位　全膝位

另外，尽管头胎的胎位不正，但在二胎时的大多数胎儿的胎位依然会是头朝下的头位，所以妈妈们不要过分担心。

但如果是因为妈妈的骨盆问题而造成的胎位不正，那么二胎时依然会出现此种情况。

Q 头胎时一切正常，现在却诊断出了妊娠糖尿病，为什么？

A 2010年起诊断基准提高，患者增加。

怀孕期间首次发现的"轻度糖代谢异常（身体中的糖分不能得到正常处理，剩余的部分随尿液排出）"被称为妊娠糖尿病。2010年起，妊娠糖尿病的诊断基准提高，判断范围也扩展了。因此相比之前，妊娠糖尿病患者的患者数量增加了4倍。

患有妊娠糖尿病后，极有可能引起妊娠高血压综合征、尿路感染、羊水过多、早产、阴道念珠菌症等。而且还容易产生巨大儿、造成新生儿期低血糖、生产时胎盘机能下降引起的婴儿心音低下等问题。需要尽早发现，尽早进行防恶化治疗。

治疗一般会根据妊娠前的BMI（身体质量指数）进行饮食疗法和进行以散步等为主的运动疗法为中心。

虽然产后的血糖值会恢复正常，但也有可能由此转变为糖尿病。另外，曾患有妊娠糖尿病的人，下次怀孕时还容易患病，因此一定要长期注意饮食。

二胎妊娠、生产

暗藏的诀窍

自我克服怀孕到生产时的难题

通过有经验的妈妈们收集而来的克服怀孕到生产时的难题的想法。
从消除怀孕期间妈妈们的压力的方法，
到让大孩子避免患上传染病的诀窍等应有尽有。

生产时利用香薰放松

照顾大孩子让我很焦躁，怀孕时我始终在想我是否能够照顾好两个孩子。就在我的心情无法变好，情绪即将爆发时，我尝试在家中用了香薰，感觉心情很好。此后我就经常用它消除压力。当我开始阵痛，在医院待产时也使用了香薰，这让我非常放松，生产也极为顺利。怀孕初期使用香薰可能会出现妊娠反应，最好在后期使用。
（M·T妈妈）

尽早为大孩子接种疫苗

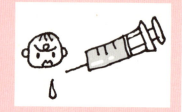

我家的两个孩子相差3岁，正好在大孩子要上幼儿园的时候我生了二胎。为了预防在我怀孕、生产期间可能会来袭的种种疾病，我提前给孩子接种了腮腺炎疫苗等各种防疫疫苗。我还自费接种了一些大人患病后更易加重的疾病防控疫苗，这样才放心。　（U·O妈妈）

买东西选择上门送货，每天打扫一处

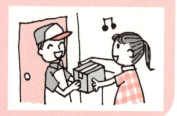

老大调皮不听话，一刻也分不开身，顶着大肚子去买东西又非常辛苦。自从我用了送货上门服务后就轻松了不少。做打扫时也是今天收拾厨房，明天收

拾浴室,每天重点打扫一处。这样一周就能把家里整个打扫一遍了。
(E·T妈妈)

利用快速按摩消除疲劳

生完老大后,因为育儿和做家务,我的肩膀酸疼得厉害。最严重的时候我的后背僵硬、连腰都直不起来。虽然我也想悠闲地慢慢按摩,但是照顾孩子太忙了没时间。有一次,我在买东西时尝试了15分钟快速按摩,效果相当好!在怀二胎时,我还利用足部按摩做保养。只要15分钟就能变得轻松,真是太值得尝试了。(K·K妈妈)

感觉像住宾馆,一家子都住医院

我家老大是回老家去生的,但是二胎时赶上孩子外公身体不好,因此我就不能让妈妈帮忙带孩子了。经过一番调查,最后我选择了能让一家人都住下来的医院。这家医院里还有托儿所,因此白天时就能把我家老大放在那里,而带了工装的孩子爸爸则可以直接从医院上班。只要单独付费,医院也可以准备孩子和爸爸的饭菜,感觉就像在住宾馆!(Y·M妈妈)

二胎不需要买生产备品

怀孕中期到后期这段时间正好老大的幼儿园连续举行活动,我忙得都没来得及准备生产备品。但这次和生老大时不同,我向有孩子的朋友要了很多他们孩子小时候的旧衣服,而且也借到了婴儿用品。
(R·K妈妈)

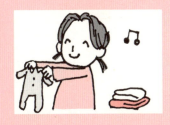

第4章

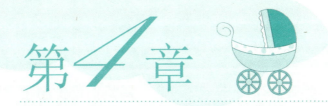

缓解育儿中产生的疲劳

给辛苦养育孩子的妈妈们的援助

当你看着孩子一天天快乐成长虽说很幸福，
但你却失去了自己的时间
你变得不再爱打扮自己
还不想和丈夫的关系疏远
这时的你一定会感到很疲惫，
那么请你读读这一章吧！
这一章将会告诉你如何恢复活力。

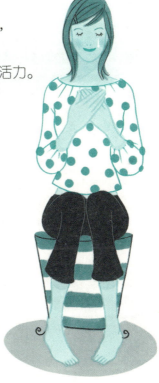

不要过分勉强自己

> 有经验的妈妈这样说

如何让劳累的妈妈恢复活力

幸福感2倍，辛苦感4倍　妈妈们都做出了这样的努力

[没有了自己的时间，是最痛苦的事情]

＊　在第二个孩子出生之前，仍觉得时间很充裕。有时也能看看书，看看电视，做一些自己想做的事情。自从有了第二个孩子，一切都不复存在了。小的孩子白天很少睡觉，这时你要照看小的同时还要兼顾着大的，所以说，就不可能有自己的时间了。虽说也想过：利用空闲时间来提升自己，但因需要照顾孩子而不得不放弃。这些对于一个妈妈来说是最大的痛苦。（1岁5个月雄心的妈妈）

＊　有第一个孩子的时候，根本没觉得有什么压力。当有了第二个孩子的时候，因为每天24个小时都围着孩子转，突然瞬间感觉到负担加重。说实话，当时就想："如果不要第二个孩子就好了。"（2岁1个月大吾的妈妈）

＊　晚上孩子们都睡着了，这时孩子的爸爸就要回来了，所以还要为他准备饭菜。吃完饭后要洗碗、收拾、等把全部家务做完之后，心想："终于有自己的时间了，看看书吧。"当拿起书来看，不到5分钟就睡着了。（1岁1个月佐里奈的妈妈）

＊　在没有第二个孩子之前，大孩子去幼儿园了，我也就有了自己的时间。闲暇时，可以看看电视、上上网，感觉很轻松。可是当有第二个孩子的时候，他占据了我的所有时间，自己的时间几乎为零。现

在的我都已经习惯了。（3个月纯那的妈妈）

[疲劳感倍增，让你无法忍受]

　　* 白天，小的孩子很少睡觉，这时大孩子让你陪他玩，你只好把小的孩子放在一边，陪大的。其实这种选择对于妈妈来说是很心痛的。有时大孩子玩着玩着不高兴了就开始乱扔东西，你一旦指责他，他就会号啕大哭，随之，小的孩子也会跟着哭起来，出现这种场景顿时让人崩溃。（8个月心音的妈妈）

　　* 上了6年级的大女儿，现在开始讲究穿戴，喜欢自己买一些项链、耳环等一些小饰品。所以她的花销也就增大了，再加上第二个孩子的花销，感觉在经济上有了压力。小的孩子的花销不仅是在尿不湿、奶粉上，还要买一些替换的内衣、宝宝服，所以在经济上压力感增加。（6个月航阳的妈妈）

　　* 有时你要是总抱着小的孩子，被婆婆看到了她就会说："你看看姐姐多可怜，你也时常要照顾一下她的感受啊。"每当听到这样的话时，心像针扎一样痛。本来照看孩子已经够累了，老人还对你说这样的话，让你顿时感觉身心俱疲。（5个月绘里子的妈妈）

　　* 我家的房子比较小，根本就没有放多余东西的地方。有时大孩子会把玩完的玩具到处扔，之后，收拾的工作都是由我来做。又因为我是完美主义者，本来房子就小再加上满屋都是乱扔的东西，每当一看到屋子乱糟糟的，心情顿时差到极点。（1岁4个月秀一郎的妈妈）

[带孩子出去，会让你头疼]

* 每次带大儿子（2岁2个月）出门，他都不让我拉他的手，总是想一个人走。因为感觉这样很危险，所以现在就变得很少带他出门了。这样，我也就只能待在家里。到了周末，本打算和孩子的爸爸一起出去散散步，可是天公不作美，从早上一直下雨，真是让人郁闷。（4个月七海的妈妈）

* 这时期的大儿子特别喜欢钻进带有空隙的地方里玩，比如说：他喜欢钻进电车的座位下面、家里的沙发后面、衣柜里面等。当你一时没注意到他，他就会钻进那些地方里去。所以你的视线一刻都不敢离开他，但是，这时小儿子一旦要是哭了起来，你就会变得手忙脚乱，想哭的心都有。（2个月暖的妈妈）

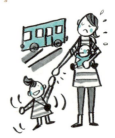

* 每当我带他们出门时，我都要一边推着婴儿车，一边领着大孩子。但是大孩子总是喜欢挣脱我的手，飞快地跑到前面去走，让人胆战心惊。有时路人看到了就会用责备的目光看着我。有的人还会对我说："别让小的孩子到处乱跑啊，那样是很危险的呀！"其实仔细想想，我觉得社会上的人对于妈妈带孩子的要求还是很严格的。（1岁5个月海星的妈妈）

* 大儿子2岁10个月，到了周末，只要孩子的爸爸休息，他就会带我们出去旅行。但是一想到带两个孩子出去，我就头疼。你不知道带孩子出门是件多么麻烦的事情。因为需要带上两个孩子的东西。比如，尿不湿、水杯、奶粉、饭盒、替换的衣服、毛巾等都需要带着，而且还都得带上两个人的份。光行李就一大堆，难道是带着行李去旅

行吗？而且，为了节约路费，还不能自己开车去，这难道不是最悲惨的事情吗？（4个月千寻的妈妈）

* 一个孩子的时候，我还能自己带着孩子外出，自从有了第二个孩子，就很少出门了。因为每当带着两个孩子出去时，只要你一眼没照看到，大孩子就不知道跑哪儿去了，这时还得照顾小的。所以我只带他们到附近的场所玩。比如附近的超市、公园、儿童乐园等。因活动场所有限，大女儿已经对附近的设施变得不感兴趣了。不过最近，我正向附近的妈妈们请教，收集新的活动场所。（8个月一路的妈妈）

[放下打扮的我]

* 在没生孩子之前，我是个非常喜欢打扮的人，在穿着上也特别讲究。即便有了第一个孩子，仍觉得精力充沛，做着时尚的辣妈。有时我还会买一些漂亮的亲子装，带着孩子一起出门。可是，当第二个孩子出生后，我的生活全被打乱了。他特别黏人，当他一哭时，你就得背起他。如果你不这么做，他就会哭个不停。所以我的腰部总是要缠着背带。现在，我逐渐感觉到睡眠不足，就更别说是打扮了，现在的我只有忍耐。（5个月渚月的妈妈）

* 只有一个孩子的时候，偶尔会让老公照看一下，我可以去美容院做SPA。可是，当第二个孩子出生后，老公对照看两个孩子感到没有信心。他说："万一小的孩子哭起来，我该怎么办？"所以，我的头发因没时间打理已经长得这么长了。虽说有时也想去美容沙龙，可是还是放心不下让老公一个人带两个孩子。现在的我，不再注意打扮、平时就是把头发一扎，指甲也没时间涂了。老婆变成这样，真的没关系吗？（1岁1个月日南的妈妈）

* 当第二个孩子出生后，我不得不辞掉工作，全力以赴照顾家和孩子。以前用着上万元的护肤品的我，现在却用着在便利店花1000元钱买来的化妆水。有时，洗完脸什么护肤品也不擦就睡着了。所以现在的我皮肤都变得暗淡，没有光泽了。（7个月舞樱的妈妈）

* 当第二个孩子出生后，我感觉到疲劳感加重，每天都带着烦躁的情绪。像个怨妇似的，总是埋怨老公整天光忙着工作。有时还会用很尖酸刻薄的语气对他说："你只想着工作，那就忙你的工作去吧，不要回来了。"可话一说完，就后悔得不得了。但第二天还是用同样的语气去和他说话。我的脸和眼角都出现皱纹了，特别是笑的时候，难道我真的变成黄脸婆了吗？实在是太恐怖了。觉得真是对不起我老公。（9个月千阳的妈妈）

* 有第一个孩子的时候，体形没什么变化。可是，自从生完第二个孩子，体形就变得很难看了。即便想一定要努力恢复到以前那样，可是却没有时间。孩子睡着了的时候，我也困不得了。谁能救救我啊！（1岁4个月祥诗的妈妈）

第4章 缓解育儿中产生的疲劳

你真的没问题吗？

测一测
你是否患有产后抑郁症？

有时心情烦躁、焦虑不安、失眠等症状严重，就会变成产后抑郁症。每10位妈妈当中大约有1位有过度焦虑症状，其中5%左右妈妈患了产后抑郁症。产后抑郁症的症状是，做什么事情都不感兴趣，不快乐，消沉，易忧伤，爱哭。想法消极，严重者，有自杀倾向。当你在承受着育儿的压力，并感觉到和丈夫的关系逐渐疏远，有时易激动，在还不确认自己是否患有产后抑郁症之前，让我们来测一下吧！在最近几周内你是否有以下表现和感受。请完成右面的10道选择题。

在左边□勾选出相应的选项，右边（ ）中的是分数，做完题目后统计自己的总分，看你最终得多少分，进行判断。

问题1 当老公和孩子笑得很开心的时候，这时候的你是：
- □ 和平常一样跟着一起开怀大笑　　　　　　　　　　（0）
- □ 和平常不一样，只是一笑而已　　　　　　　　　　（1）
- □ 不明白他们为什么会那么开心　　　　　　　　　　（2）
- □ 一点也不觉得好笑　　　　　　　　　　　　　　　（3）

问题2 当家庭聚会时，大家都高高兴兴地期待下一个节目的时候，这时候的你是：
- □ 和大家一样高高兴兴地期待　　　　　　　　　　　（0）
- □ 没有那种喜悦的心情　　　　　　　　　　　　　　（1）
- □ 不是很期待　　　　　　　　　　　　　　　　　　（2）
- □ 一点都不高兴，也不期待　　　　　　　　　　　　（3）

问题3 因要一边照看孩子一边还要做家务，由于压力过大而导致做事情总是犯错。这时的你会责备自己吗？
- □ 从来不会责备自己，根本不在意　　　　　　　　　（0）

☐ 一般不会责备自己，不是很在意 (1)
☐ 经常会责备自己，很在意 (2)
☐ 总是责备自己，非常在意 (3)

问题4 要开始承担起照看两个孩子的责任时，你心里会产生一种不安或担心吗？

☐ 在育儿过程中虽然苦但很快乐，从来没有过不安
或担心 (1)
☐ 有一点 (2)
☐ 有时有，有时没有 (3)
☐ 经常有，无论什么事情都会往不好的方面考虑 (4)

问题5 在没有计划的情况下，生下了第二个孩子之后，是否有种恐惧感？

☐ 一点没有 (0)
☐ 有一点 (1)
☐ 经常有 (2)
☐ 总是有 (3)

问题6 当两个孩子都来找你让你跟他们玩的时候，而且你手中还有一大堆的事情要做，这时候的你是：

☐ 先放下手中的事情，来安抚两个孩子，让他们自己
去玩 (0)
☐ 虽觉得很累，但还是想方设法去应对 (1)
☐ 有时不能很好地处理，心情开始变得急躁 (2)
☐ 事情发展到无法应对的地步 (3)

问题7 孩子生完了，你是否有种幸福感，曾失眠过吗？

☐ 总是感觉很幸福，睡眠充足 (0)
☐ 虽然觉得累但很快乐，没有失眠的时候 (1)
☐ 有时会想："我应该是很幸福的，但为什么感觉不到呢？"
经常会失眠 (2)
☐ 总是会失眠，没有幸福感 (3)

问题8　你会突然感到悲伤吗？
- ☐ 从没有　(0)
- ☐ 偶尔有　(1)
- ☐ 经常有　(2)
- ☐ 总是有　(3)

问题9　你会因育儿很辛苦，生活没有乐趣，而感到自己不幸，偷偷落泪吗？
- ☐ 从来有　(0)
- ☐ 偶尔有　(1)
- ☐ 经常有　(2)
- ☐ 总是有　(3)

问题10　这样的生活让你筋疲力尽，你曾有过"是不得已地活着"这样的想法吗？
- ☐ 从来有　(0)
- ☐ 偶尔有　(1)
- ☐ 经常有　(2)
- ☐ 总是有　(3)

判断你的抑郁程度

0—5分 ▶ 抑郁度不到 **10%**

在育儿方面处理有方，得心应手，能够愉快的享受着生活的你，丝毫没有产后抑郁症的征兆，希望你继续保持这种状态。

6—11分 ▶ 抑郁度 **20%**

你是个虽觉得育儿是件很辛苦的事情，但你也会忙里偷闲享受生活的人。我认为：有烦恼时一定要懂得向身边的人倾诉，不要把什么事情都藏在心里。

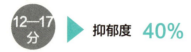
抑郁度 40%

有抑郁的倾向。偶尔你会因育儿的事情感到郁闷，请不要一个人承担育儿工作，时常让自己出去放松一下心情。也可以试着把你现在的烦恼向身边的人倾诉。

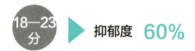
抑郁度 60%

可能患有轻度产后抑郁症。虽然不是很严重，但你也不要轻视它。在育儿方面不要太过勉强自己，在心情郁闷的时候，适当和朋友倾诉。建议你最好去看看心理医生。

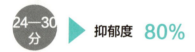
抑郁度 80%

可能患有程度较严重的产后抑郁症。你经常会因育儿的事，心烦意乱，意志消沉。很庆幸你及时发现了自己现在的状况，趁着病情还没变得更严重，现在的你赶紧向身边的亲人或心理医生求救吧！建议你去专门的医院进行治疗。如果及时用药的话，估计2周左右就会康复。

忠告 请别人去照顾，那是享受快乐育儿的第一步

越过于追求完美的人，精神压力就越大，千万不要成为那样的人

让我们来听听妈妈们都是怎么说的。一位妈妈说"如果两个孩子都在家的话，你会感到精神压力倍增""有时也打算远离两个孩子"

等等。有着这样或那样的烦恼。我认为：家里多了两个孩子，妈妈辛苦就不用说了。除了照顾两个孩子外，妈妈们还要时刻留意大孩子的情绪，自然精神压力会增加2倍。并且已经感觉到身心疲惫了，还要事事都想亲力亲为。在这里，我想提醒妈妈们：越是认真的人，就越想把事情做得完美，精神压力也就越大。因为你总是想把事情做到最好，自然压力就增大，而且还整天把自己闷在家里，像这种情况最容易患上产后抑郁症。有时会无缘无故地向孩子乱发脾气，甚至会达到虐待孩子的程度。所以妈妈们千万别因为那些微不足道的烦恼，而造成无可挽救，让自己后悔的事情发生。

想要有自己的时间，就请别人来帮忙

我想妈妈们整天忙于照看两个孩子，一天24个小时的时间转眼间就过去了。很多妈妈都感叹："没有了自己的时间，甚至想歇口气的时间也没有。"如果你想要有自己的时间，那么，请别人来帮忙是必要的。可以请自己的丈夫或孩子的爷爷、奶奶、外公、外婆等来协助你照看。必要时你要先和家里人商量。首先，请你先尝试着和丈夫商量商量，两个人可以坐着面对面心平气和的交谈。妈妈们在说话时也要讲究策略，可以把事情说得稍微严重些，你可以说："照顾孩子是多么辛苦，多么不容易。它会让人的精神上，心理上压力过大，轻者会乱发脾气，重者演变成产后抑郁症，甚至会做出虐待孩子的事情。"

你可以让丈夫，每周一次带你去出去散散心；你也可以把一些小的事情，拜托给丈夫，让丈夫来帮忙，如果丈夫做好了，你千万别忘了跟他说声"谢谢"。我想，过不多久他就会成为你育儿中的好帮手。

育儿最辛苦也只不过是两三年的时间

下面，向你介绍一下如何给自己创造休息时间的方法。除了亲人之外，如果你能和家附近的育儿场所或幼儿园里的孩子的妈妈们成为

好朋友的话，那就再好不过了。如果没有那样的人，或你想咨询专家的话，你可以去当地像育儿保健中心这样的机构咨询。我认为：育儿最辛苦的阶段也就是2—3年。在这个阶段最明智的办法就是请别人来帮助你。

不要一个人承担育儿

寻找自我休息的方法

很多妈妈都有这样的感觉："已经很努力地做了,却依然不如意""没有自己的时间"之类的。的确照顾孩子是件很不容易的事情。照顾一个孩子就已经很辛苦了,照顾两个孩子就要付出两倍的辛苦。但是育儿,只有一次机会,就这样在痛苦中来完成育儿过程,那岂不是很可惜?如果你感到"辛苦""吃力""疲惫"的话,千万不要勉强自己,要向身边的人求救。请多多听取别人的建议,找到让自己休息的方法。

妈妈们之间愉快的交流

同样被育儿问题所困扰的妈妈们,是你最好的倾听者!有着同样经历的妈妈们,在交流之间不会感觉到拘束,而且能够相互理解。你总是会有因孩子增多带来的育儿问题、协调和大孩子的关系问题等一些烦恼想对谁说说的时候。这时,你需要找人去倾诉,即使对方不做出任何回应,你的心情也会豁然开朗。还有,当你在听对方倾诉着烦恼时,你会觉得:"这样的烦恼我也有,大家都是这么不容易呀!"这时,也许你整个人都会变得轻松起来。

尝试把孩子托付给家人照顾

看到每天辛苦,努力照顾孩子的你,你的丈夫、父母肯定也想帮助你,这时,为何不尝试把孩子交给他们来帮忙照看呢?虽然说"母亲养育孩子是理所应当的事情",但是,同时照顾两个孩子,的确是非常不容易的。那么请试着向你的家人说出自己真实的感受吧!例如,一个人照顾两个孩子是多么困难,想要一点时间来放松一下等。如果得到身边人的帮助,这样的你,就能去享受自己的时间,但也不要忘了在享受之余,也要怀有一颗感恩的心。

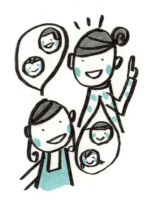

充分利用休息日来转换心情

休息日只要是爸爸在家，那就好好利用吧。例如，周末可以让爸爸们承担照看孩子的工作，妈妈可以做些平时不能做的家务。休息日里，妈妈也可以一个月腾出两天的时间，不去照看孩子，不去做家务，去做自己想做的事情，等等。为了能让每一个休息日过得有意义，夫妻之间可以尝试着进行沟通。

但是，一定要注意千万不要给爸爸们过多的负担。一定要想出如何让一家四口高高兴兴地生活的最好方法。

带着愉快的心情做家务

虽说育儿、家务都是必须做的，但是你的身体只有一个，一天就24个小时。

不可能什么事都能做得过来。例如，买东西我们可以利用网上购物等。或者买一些便于做饭的压力锅、微波炉、食品专门加工处理器等便利的烹饪家电。打扫屋子时可以利用一些便利的工具等。总之，要想尽一切可以让自己节约时间，节省劳动力的有效方法。必要时，也可以去家政服务中心花钱雇人来帮忙。

网络是你的好帮手

当第二个孩子出生之后，外出就变得困难了。对于行动范围有限的妈妈们来说，网络已成为生活中的重要的一部分。所以妈妈们除了利用网络来收集一些便于带孩出行的活动场所和服务中心，以及有关育儿的信息外，同时还享受着通过网络来购买日常用品和儿童用品的乐趣。其实，我们也可以利用网络和一些有经验的妈妈一起交流，也许从中会让你了解到许多育儿的知识和秘诀。

你能感到因忙碌而导致夫妻之间互相关心不够吗？

你是否与丈夫的关系发生了变化？

没有交流，没有体贴，性生活减少。难道真的想让你们的关系就这样维持下去吗？

[虽然知道是不可以的，但暂时没找到有效的解决办法]

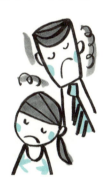

大家认为有了孩子之后，夫妻关系应该变得更融洽了，可相反，在当今的家庭里夫妻关系变得不和谐了，这样的现象越来越多了。有了孩子之后，妻子忙家务忙孩子；丈夫忙工作、挣钱养家；两个人每天都忙得筋疲力尽。因而，夫妻之间的交流越来越少，性生活的次数也减少了，甚至连碰面的机会都少了。所以，很多妈妈因这种情况而感到困扰。我认为：如果妈妈们仍保持着这种状态生活的话，那是绝对不行的。你真的对你和丈夫的关系有自信吗？

夫妻两个人的空间、交流的时间明显减少

* 每天的生活都是以孩子为中心，说话的话题全部是与孩子有关，我们之间的交流几乎为零。而且，夜间我还要给小的孩子喂奶，所以每天很早就上床睡觉了。这样一来，我和丈夫就没有了两个人的空间。一想到以后要这样生活下去，就感到恐惧。（1岁5个月朋奏的妈妈）

* 因晚上孩子们睡得早。所以,和下班晚的丈夫一起吃饭的时候,理应有时间交流的。但丈夫光顾着看电视,就别提跟他说孩子的事了,就连说句话,他也只是"哼""哈"地应付。白天没有人说话的我,就期盼着晚上丈夫回来和他说说话,而他却那种态度。(1岁2个月真那的妈妈)

* 正因你把所有精力全部给了孩子,而忽视了对丈夫的关心,丈夫只好变得自己的事情自己做了。丈夫虽然什么都没说,但我想他们应该也有很多不满的情绪吧!(5个月真生的妈妈)

家务、育儿为什么都是我一个人

* 当我照顾大孩子的同时,小的孩子开始哭闹起来。这时,我会想:"如果孩子爸爸能过来帮帮忙该多好啊!"可是他却无动于衷,根本没有想帮忙的意识。这种情况,一般都是你去叫他,他才会帮忙。一点主动去做的意识都没有。(1岁1个月美杏的妈妈)

* 如果你跟他发牢骚,他就会说:"我一天工作已经很累了,照看孩子是你的事情。"有第一个孩子时,他是这么说的。现在有了第二个孩子,他还是那个态度。真后悔如果当初在有第一个孩子的时候,做出反抗的话,估计就不会变成现在这个样子了。(2岁1个月尚彦的妈妈)

* 每当丈夫给孩子换尿布时,我总是会在旁边指责他做得不好。之后,他就再也不管孩子的事了。其实仔细想想我应该对丈夫表示感谢才对。(1岁2个月飞鸟的妈妈)

* 当我生病在床上躺着的时候,最让人感到吃惊的是他竟然能说出"你好好休息吧!我出去一趟"之类的话。俩孩子都在,让我怎

么可能好好休息呢？我心想："哪怕你只带一个孩子出去走走也好啊！"他怎么那么不在乎我呢？总之，感觉不到他的关心。（6个月海友的妈妈）

* 比如说孩子闹人、拉臭臭、想去洗手间时，他会把你叫来，但从不帮你去做。他总是说照顾孩子是妈妈的事，真是个老顽固。我想："让爸爸来照顾孩子，并不过分吧。"（1岁1个月瑠香的妈妈）

夫妻性生活减少

* 因夜里需要喂奶，所以哪怕是1分钟我也想多睡一会儿。致使性生活从每周一次减少到每个月一次。有时感觉累了，只想睡觉，什么都不想做。（11个月真理子的妈妈）

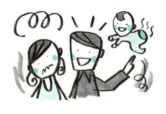

* 有第一个孩子的时候，并没有那样的感觉。不知怎的，当有了第二个孩子却没有了欲望，每次就像被迫似的，感觉到很讨厌。有时，晚上我故意让他多喝点酒，这样他就会去睡觉了。（1岁2个月彰映的妈妈）

* 我想：两个孩子都顺利出生，我的任务也算大功告成了。但是，由于丈夫多次在精神上受到打击，他不再理我了。无论我怎么诱惑他，他都会说"今天工作很忙，有些累了"来拒绝我。我时常会想，他该不会出了什么问题吧？（1岁3个月雅梦的妈妈）

* 我和丈夫两个人分别忙着育儿和工作，每天累得筋疲力尽。晚上，一躺到床上，就想睡觉，就别说是性生活了。我们已经三个月没有做过了，但两个人并没有因此事而有什么不满。但这样下去真的可

以吗？（2岁1个月未知的妈妈）

自我检测

＊造成妻子精神压力过大的原因是什么？

☐ 妻子总是对丈夫说感谢的话，从来没对丈夫说过那件事是理所应当的
☐ 认为妻子育儿，做家务都是理所应当的
☐ 也想过帮着洗碗、扔垃圾什么的，但是一次都没做过
☐ 妻子晚上喂奶、换尿布等从没帮过忙
☐ 喝完的啤酒瓶，看过的报纸等自己从不收拾

＊妻子有没有向你发出求救信号？

☐ 叹气的时候增多了
☐ 与以前相比不讲究穿戴了
☐ 与以前相比不爱化妆了
☐ 变得不想外出，即使出门也高兴不起来
☐ 总是一副疲倦的样子
☐ 晚上倒头就睡

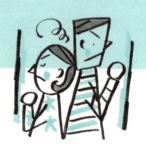

忠告 感情发生变化，会影响到性生活，夫妻沟通最重要

你是否感到和丈夫有生疏感

你曾感到和丈夫有生疏感吗？对于这个问题，如果有人回答："丈夫是我育儿的好帮手"。像这样的妈妈们没有感觉到和丈夫有生疏感，她和丈夫之间一定是相互配合得很好。相反，如果有人经常埋怨"丈夫不爱我了"或者"照顾孩子很辛苦，丈夫也不帮忙"等。有着这样精神压力的妈妈们，他们一定会说"感觉到和丈夫有

生疏感"。

对于丈夫来说，他们即使有想和妻子一起育儿的想法，但因整天忙于工作，而没时间帮忙。也许就是因为这样，夫妻之间的感情发生变化了吧！夫妻之间虽然在感情上出现了问题，但都置之不理，为了孩子而做出忍耐。

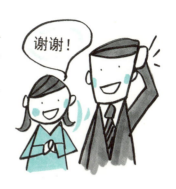

没想到是妈妈们的"自卑感"而造成和丈夫的关系疏远

让我们来看看爸爸们是怎么说的吧。"无论是在孩子出生前还是出生后，对妻子的感情没有发生变化，依然还爱着她。"这样说的人很多。妈妈们听了之后，是不是感到很意外呀！我想：是不是妈妈们有了孩子之后，不再去打扮自己，也没有以前漂亮了，总感觉到丈夫不够关心自己，而产生了自卑心理呢？为了修复夫妻之间的感情，最重要的是，妻子要让丈夫感觉到你对他的关心。要经常称赞他，向他说"谢谢"。偶尔也说一些甜言蜜语，来传达你对他的爱，让他知道你的存在。虽然照看两个孩子很忙，但也不能少了对丈夫的关心和照料。对丈夫来说，自己的妻子被孩子霸占了，有时也会感觉到寂寞。妈妈们要多多考虑爸爸们的感受，多给他们点关心，是修复夫妻之间感情的最佳良药。

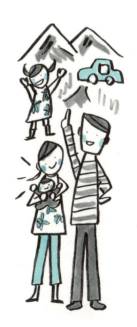

随着性生活的减少，双方心理也会受到影响，为彼此多创造点时间吧

两个人感情发生了变化，是会直接影响到性生活的。如果在生完孩子之后，双方对性生活的想法和心情发生了变化时，及时寻找解决的方法是必要的。我认为：若两个人在感情上和性生活上发生了变化的话，交流少是很大的原因。我建议妈妈们：在孩子睡觉之后，两个人可以一起喝喝红酒，聊聊天；或者，睡觉时，在枕边说说心里话。我想会在彼此之间产生不一样的感觉吧。

　　妈妈们偶尔也要把孩子拜托给别人照看，腾出时间，让自己多出去走走，参加一些朋友聚会。或者，不妨在家里布置一个浪漫的烛光晚餐，享受二人世界，互相说说心里话，当作彼此的慰藉。你觉得怎么样呢？总之，夫妻之间相互沟通是首位，然后就是心灵上的相互理解。

第4章
缓解育儿中产生的疲劳

给产假即将结束和正考虑参加工作的妈妈们

给即将重返职场的妈妈们的一些建议

因忙于育儿，而失去了自我。有时会想以这种状态生活，真的可以吗？

[我想当孩子们看到每天努力工作着的妈妈，他们会以你为骄傲。]

决定把孩子寄托给他人，自己出去工作，像这样的决定，无论对于哪位妈妈来说，都是需要下很大决心的。经常会听到一些妈妈说："自从第二个孩子出生，我就不得不辞去工作，变成了专职家庭主妇。"

有很多人这样认为："孩子一天24个小时都不能待在妈妈身边，这些孩子真可怜啊！"其实并不是那样的。从小把孩子寄托给他人照看，会让他养成一种社会性。特别是大孩子，当他看到自己的妈妈每天努力工作的样子，他心里一定会想：妈妈真了不起。从此，也许他会产生"为了成为像妈妈那样的人而努力"的想法。

脱离了社会时的心情

* 从第一个孩子出生后，我就成了专职家庭主妇。到第二个孩子出生，我已经当了5年了。在养育第一个孩子的时候，由于是第一次，所以我全力以赴地投入照看孩子当中，觉得时间很快就过去了。虽然照看第二个孩子对我来说也不算是一件很困难的事情。但整天忙

于家事的我，总有种空虚感。（9个月美优的妈妈）

* 一个孩子的时候，有时让亲人来帮忙照看。可是，现在有两个孩子了，如果都让他们来帮忙照看的话，却又觉得不好意思。虽然想把两个孩子同时送入保育园①去，却因等待入园的孩子多，无法同时让两个孩子入园。因此，我不得不辞去工作。可是，一天从早到晚光顾着照顾孩子，丈夫回来得也晚，所以一天也没有跟我说话的人。我想如果工作的话，心情也会变得轻松起来吧。（1岁2个月升太郎的妈妈）

* 生了第二个孩子后，我就辞职了。以前作为一名职业女性的我，是很讲究着装打扮的。可现在，不化妆就出门，都是很常见的事了。现在的我，不受社会的关注，不再关心当今的发展潮流和新的消息，关于自己的一切事都是次要的了。（7个月克浩的妈妈）

* 有时我会想：整天忙着育儿的我，自己的梦想还要不要去实现了？

我从小就有想当一名料理师的梦想，这个梦想即便现在也一直在我心中涌现。到底什么时候能实现我的梦想呢？（9个月蓝的妈妈）

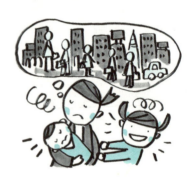

* 在公园里和妈妈们聊天时，所聊的话题全都是孩子、丈夫或者是电视剧。曾经工作过的我和她们在一起总显得格格不入。我打算我家小的孩子只要到了3岁，我就出去工作，即便是小时工也可以。（1岁瞳的妈妈）

---

① 日本分保育园和幼儿园，其中保育园针对的是双职工父母养育的低龄幼儿，而幼儿园针对的是有全职父亲/母亲养育的幼儿，年龄偏大。对应中国国情，父母们可以提前做好孩子进入托儿所或幼儿园的准备。——编者注

对孩子有种负疚感

* 若想把孩子寄托给他人照看的话，我只放心把孩子寄托给自己的父母照看，却没有勇气把孩子寄托给保育园或幼儿中心等他人照看。而且，考虑去保育园的话，还需要一大笔开销。所以，自己工作的事只好先暂时放下。（1岁8个月真澄的妈妈）

* 第二个孩子出生之后，大孩子（6岁10个月）一会儿说"教我学习"，一会儿说"要和我一起出去买东西"，等等，整天黏着我。甚至连去洗手间都要跟着我。这种情况，如果我再说要出去工作，想都不敢想会变成什么样子。（7个月幸永的妈妈）

* 一个孩子的时候，我负责把他送到保育园，去接的任务就交给了住在附近的奶奶。我每天回家就已经晚上7点多了。每次听到保育园的阿姨对我说"妈妈要多和孩子在一起"这样的话，我的心就会变得很难受。因此，当第二个孩子出生后，我就辞职了。仍然对工作还是恋恋不舍的我，什么时候才能再次返回职场，全心投入工作中呢？（8个月逸人的妈妈）

没能得到家人的理解和帮助

* 我把我想去上班的愿望和他说了之后，遭到极力反对。他是这么说的："要是大孩子的话，我或许会同意你出去做小时工。可是，小的孩子是女孩，我不放心让任何人照看。"（5个月千和的妈妈）

* 我一说要出去工作，跟我住在一起的婆婆就会说："母亲照顾少了，孩子就变得可怜了！"最后，我终于说服了一向不赞成我去工作的婆婆，允许我一周可以工作三天。可是，当我生了儿子之后，因

婆婆溺爱孙子,所以我去工作的事就变得不可能了。(7个月力生的妈妈)

* 当第二个孩子出生之后,在孩子的教育经费和家庭费用上感到有些压力。于是和丈夫说"想去找份工作"。本以为他会说:"那好吧,以后做家务,照顾孩子我会帮你分担。"可他却说:"可以是可以,但首先要把家务和孩子照顾好。"听到这样的回答,真是让人生气。(1岁2个月阿透的妈妈)

* 不管是有了第一个孩子还是第二个孩子,丈夫都不赞成我去工作。他的理由是:"自从有了孩子后,我的事情你已经很少照料了。你还要去工作,那是绝对不行的。"(2岁1个月想来的妈妈)

对自己是否可以很好地融入社会而感到不安

* 现在的社会是现实的,结了婚之后,如果在这个家庭没有地位,当你生完第二个孩子时,就会变为专职家庭主妇。对于三年没有踏入社会的我来说,以后是否能融入现在的社会而缺乏信心。(11个月清花的妈妈)

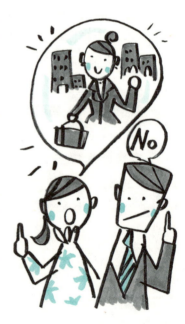

* 我现在正在通讯教育学写作,今后想找个像写作这样,可以在家里就能够工作的工作。如果取得了资格证,就要找个与资格证有关的工作吗?究竟,找个什么样的工作好呢?育儿和工作兼顾,我能做到吗?(1岁4个月纱和的妈妈)

＊ 在有第一个孩子的时候，我曾患有较轻的产后抑郁症，每天都想哭。当第二个孩子出生后，那样的症状消失了。我担心，自己工作了之后，育儿和工作，都要兼顾。会不会因此而让自己再次造成精神恐慌呢？（1岁4个月初树的妈妈）

你将来想做一名职场妈妈吗？那么就从现在开始做好心理准备吧

[不要因孩子而困扰，考虑周全是首位]

首先，你一定要有一边照顾孩子一边找工作，而且两者都要兼顾的心理准备。妈妈们出去工作，虽说会造成两个孩子生活发生变化。但比那更糟糕的是，如果不能得到家里人的帮忙，你将无法安心工作。所以，妈妈们要事先协调好家务、育儿等一切家庭事务。

给孩子们的准备

＊ **妈妈在要工作之前尽可能事先告知孩子**

当妈妈们事先把要去工作的事告知给孩子们之后，有可能会有大孩子或小的孩子生病、大孩子开始出状况等一些情况发生。这样一来，很多时候妈妈们会无法按照自己的日程进行。那么，如果我们不事先告知给孩子们，等妈妈们工作了以后，找时间再去对他们说的话，也会出现同类状况。这时，你再重新调整日程，不是会让你更伤脑筋吗？

＊ **把孩子寄托给孩子的爷爷奶奶照看，让他去习惯跟妈妈以外的人在一起**

在孩子们生病的时候，妈妈们会有因工作而脱不开身，丈夫也不能帮忙的时候，这时，最好的人选就是爷爷奶奶。在要去工作之前，妈妈们是否事先和他们商量好了呢？妈妈们可以经常带着孩子回老家玩，或者，让他多尝试和妈妈以外的人接触，让孩子短时间的和爷爷奶奶住在一起，等等，这些都是能让孩子们慢慢习惯跟妈妈以外的人在一起的最有效的办法。

* 事先建立关系网

跟自家附近有同样大的孩子并且还都想工作的妈妈们成为朋友。这样，当忙的时候，妈妈们可以互相照看孩子，或者在工作方面感到压力的时候也可以互相倾诉，如果妈妈们能够建立起这样的关系网是再好不过的了。

* 把孩子寄托到保育园

根据保育园的不同，有的保育园是开放性的。要是你准备把孩子送到这样的保育园里的话，妈妈们最好事先带着孩子去适应那里的环境，让他慢慢地去习惯那里。

妈妈们的准备

* 试着和你最亲近的人——丈夫好好沟通

当妈妈们去工作时，丈夫的理解和帮助是最重要的。像家务和育儿要怎么去分配；要是把孩子送到幼儿园的话，接送的工作由谁来承担；如果出现紧急状况，由谁去处理等甚至一些很小的事情。如果不和丈夫事先商量好的话，我想彼此之间一定会产生不满吧。还有，最为关键的是，一定不要疏忽对丈夫的关心和感谢。

* 学习自己感兴趣的事

妈妈们尽可能地去找自己感兴趣的工作。我们可以上网收集一些有利于面试的信息。还可以通过网络，登录每一个公司的主页去了解情况，有什么疑问还能够在线咨询。

* 确定目标，考取资格证书

如果有一个资格证书在手的话，对妈妈们来说就会持有很大的自信。一边育儿一边学习虽说是很困难的。但是，一旦你有了"一定要拿到资格证书"这一决心的话，你就会克服一切困难去学习。总之，妈妈们试着去考取自己感兴趣的资格证书吧！

* 尝试接受网络教育

网络教育可以在家学习，是非常方便的学习方式。它具有自动修改系统，能让你知道自己的能力是否提升。使用之后，会让你有意外的收获。虽然利用它能够按照自己的时间去学习，但往往很多妈妈由于育儿的同时又要去学习感到吃力，而一拖再拖。让我们拿出决心，从现在开始吧！

[最重要的前提是做好孩子入托的准备]

我认为：要去工作之前，最重要的前提是要做好孩子入托的准备。只有给孩子创造出快乐的生活环境，妈妈们才能够全心全意地投入工作中。但是首先，要选择好入托的地方是最重要的。下面给妈妈们介绍几个可以寄托孩子的地方。

* 有许可的保育园

这样的保育园既有保育室也有室外活动场所，而且教学设备完善。要是私立的话还招收延长保育或0岁保育的孩子。如果打算去这样的保育园的话，可以到本市、区、县的政府机关申请。

* 无许可的保育园

这样的保育园除了保育室小，没有室外活动场所外，在教学设备上也不完善。

但是为了满足家长的需求而开设延长保育、假日保育等一些保育班。因经营者的不同，该园拥有家庭氛围，保育类型多样、灵活。如果打算去这样的保育园的话可以直接去园内申请就行。

✻ 保育妈妈

持有资格证，并且还能满足各类人群的需求的人，称为保育妈妈。她们接受聘请之后，来承担照顾孩子的工作。如果你想找保育妈妈的话，可以去相应的机构聘请、商谈。

✻ 临时寄托

安排好一周内自己工作的时间，然后把孩子寄托到临时保育所。推荐给打算正在找工作的或一周工作2—3天的这样的妈妈们。实施临时寄托的保育所可以到本市、区、县的政府机关进行查询。确认之后，妈妈们可以直接跟保育所联系。

✻ 交给老人照看

要是能把孩子拜托给爷爷奶奶的话，我想妈妈们一定会更放心吧！但是让他们一整天照看两个孩子的话，也许会给爷爷奶奶造成负担。妈妈们可以拜托他们去接送孩子，并由他们照看到妈妈下班的时间等办法，来减轻老人的负担。妈妈们可以把他们当作自己的后备力量。

✻ 幼儿园

在两个孩子里，大孩子应该已经去幼儿园了吧！这时你想好孩子从幼儿园回来到你下班这段时间里，可以寄托孩子的地方。但首先要迎合你的工作时间，这个是推荐给做小时工的妈妈们。

在寄托孩子的时候，无论你选择有许可的，还是无许可的保育园，妈妈们要根据自己家庭收入情况决定。临时保育所费用会相应高一些。有人这样认为"如果孩子由自己照看的话，可以节省花销"或是

"请人照看孩子的费用正好是自己工作的全部收入"。

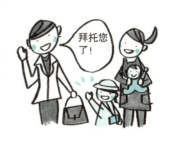

可是,如果从长远考虑的话,现在的花销是为自己打造未来。现在如果有了工作的基础,在不久的将来,通过努力收入有可能会上涨。那时候,孩子们都已经长大了,可能就不需要这笔花销了吧!

与其只想着花销,还不如让我们朝着提高收入而努力工作呢。

习惯了保育园生活的孩子们会很快适应各种设施

我想,当自己的孩子从自己的身边离开寄托给他人的时候,妈妈们一定会放心不下吧!

但是,无论去哪个幼托机构,都必须要用一周左右的时间来让孩子们适应那里的环境。第一天妈妈们可以让孩子待1—2个小时,第二天可以让孩子待2—3个小时,让孩子们逐渐适应那里的环境。当孩子离开妈妈时,一定会哭闹。但是,请妈妈们不用担心。过不了多久,他就会交到很多小朋友。每个孩子都具有很快适应新环境的潜能。

妈妈们不要总想着"因自己去工作,照顾不了孩子,让孩子感到寂寞,觉得可怜"。你应该把自己的时间全部放在工作上,孩子可以通过跟同龄小朋友们玩来转换心情。请妈妈们一定要用长远的眼光,来关爱孩子。

最好不要一个人烦恼

妈妈们的内心烦恼

Q 大孩子一旦做出反抗，我就觉得他变得不可爱了，难道我是个不称职的母亲吗？

A 如果妈妈自身心态平和的话，孩子的情绪也会稳定。

反抗期作为成长的标志，是每个孩子都拥有的。那个时候，妈妈们会有"孩子怎么不可爱了呢？"等敏感想法。那大概是妈妈自身情绪不好的原因吧！首先，妈妈一定要恢复平和心态。当你感觉到自己有压力时，你一定要和自己的丈夫或者妈妈倾诉，来减轻自己在育儿的方面的压力。或者，找到一个可以让自己放松心情的方法。我想：如果妈妈们有所改变的话，大孩子的情绪也就会变得稳定了。

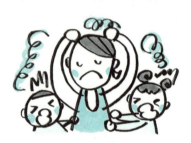

Q 整天沉浸在照顾两个孩子的事情上，因自己完全脱离了社会而感到沮丧，怎么办？

A 可以去一些育儿演讲会或者现场音乐会等一些场所，不要总待在家里。

长时间在家里待着会让人产生孤独感。尽可能转移自己的注意力，多让自己出去走走。哪怕单纯的散步也能转换心情。妈妈可以去一些关于育儿的演讲会或者是音乐会等一些场所，来为自

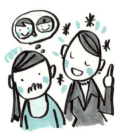

己创造更多的机会放松心情。

Q 那些既单身，又有自己时间；花钱自由，可以打扮的人；真让人羡慕。

A 有孩子才是"真正的幸福"，唯有你才是"最让人羡慕"的人。

有了孩子之后，才知道所谓的幸福就是过去从来没有体验过的那种暖暖的爱。再过10年孩子长大了，我们将成为朋友，非常期待着那样的生活。经常会听到有人说："有了孩子之后，并没有感到'非常幸福'。"其实单身的人也有单身的烦恼，也许她还羡慕有孩子的妈妈呢。

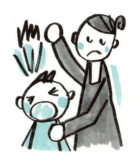

Q 因每天被育儿所迫，心情不好的时候，就想打孩子，不知道从什么时候开始有了虐待倾向而感到不安。

A 打孩子就是妈妈们压力过度的信号灯，请尽早跟丈夫沟通。

打孩子就是一种虐待，请妈妈们一定要事先清楚这点。打孩子的力气无论是大还是小，只要是暴力都是不允许的。当你打了一次，孩子变老实了，你的心里就舒服了。以后你会用更大的力气，去打他。久而久之就构成了虐待。

妈妈打人行为，是陷入了控制不了的精神状态的证明。有什么压力、或者是烦恼，一定要和丈夫沟通。千万不要一个人承担育儿工作。我想哪怕你只说出自己的心情，也会减轻自己的压力。

Q 小的孩子现在特别可爱。我对自己是否能平等地对待两个孩子缺少信心。

A 出现不平等的现象对于妈妈们来说是迫不得已的。对大孩子要挤出时间关心他。

在现实中能做到平等对待两个孩子是很不容易的事情，妈妈们不得不拿出更多的时间和精力去照顾小的孩子。

但最重要的是，妈妈们心里一定要清楚这件事。请妈妈们一定要记住不平等对待大孩子的次数。

比如说，如果有两次让大孩子感到寂寞了的话，那你就要给他相当于两次的紧紧的拥抱，或者和他一起唱歌。总之，这时要想方设法地挤出时间和大孩子在一起。

Q 大孩子上小学五年级，是个非常可爱的女孩子。在我育儿过程中经常会不知不觉地发牢骚，或者向孩子的爸爸吐露不满。让孩子看到了自己的弱点。难道这些事情就不该让孩子知道吗？

A 亲子之间平等的对话会对孩子成长有很大的帮助，但是千万不要在孩子面前说爸爸的坏话。

如果让孩子们看到了自己的弱点的话，请妈妈们不要太在意。当听到妈妈说"照顾小的孩子已经很累了"这样的话，大孩子不是就能感受到育儿是件很不容易的事情了吗？

孩子们从青春期起，会和大人平等交流的时候增多了。妈妈们可以把大孩子作为倾诉对象。但是，由于大孩子对爸爸、妈妈的爱是相同的，所以千万不要在孩子面前说爸爸的坏话。

Q 有些人会这样认为：已经是第二个孩子了，对于照顾孩子的事情应该没问题了吧！即使是生病去医院，因为是第二个孩子，也应该知道怎样处理了吧！这些理所当然的事情变成了压力。

A 因为第二个和第一个是完全不同的孩子。

所以在育儿方式上也就有所不同。把有两个孩子的妈妈，说成是育儿专家，这种想法是不对的。若两个孩子性格不同，体质就不同，发育状况也会不同等的这些情况，想必妈妈们都有过切身感受吧！所以，每当照顾小的孩子的时候，妈妈们都会有种初次育儿的感觉。所以，不习惯是理所当然的，请妈妈们千万不要在意那些人所说的话。

Q 当我看到，大孩子把房间弄得乱七八糟之后，也不去收拾的话，我的心情顿时差到极点。

A 暂时把孩子寄托给他人照顾，腾出时间来打扫。

在照顾两个孩子的同时又想把家务做好是相当不容易的，房间容易脏是没办法的事。但是如果妈妈是个爱干净的人，当一看到房间不干净的话，她就很容易产生疲劳感。如果是这样的话，妈妈们就要想方设法地抽出时间来打扫房间。妈妈们可以暂时不去做饭和洗衣服，把那些时间用来打扫房间。或者，还可以把孩子们交给丈夫或奶奶帮忙照看。这样的话，你可以彻彻底底打扫一次房间。你觉得怎么样呢？

Q 带两个孩子外出感觉很麻烦。所以就经常待在家里。偶尔外出一次，也只不过是在有限的范围内活动，感觉很无聊。

A 休息日里，哪怕就几个小时，也要给自己一点喘息的时间。尝试着和丈夫沟通。

大孩子在2—3岁时，讨厌我牵他的手，总喜欢一个人走来走去。

遇到自己感兴趣的，就过去看看。这个时期最让人头疼。因为感觉很危险，所以自然就不带他去远的地方了，偶尔会带他到去过的地方。

要是妈妈感觉到精神压力大的话，可以把自己的真实心情告诉给丈夫。比如说：

"请给我带一个或者带小的孩子外出的机会。"等等。在休息日里，哪怕就2个小时也要去自己想去的地方，做一些自己想做的事。比如，逛街、购物、吃饭等。这样可以让你精神放松，减轻压力。

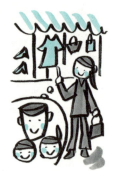

为了能让自己在第二个育儿过程中感到轻松，多给丈夫的关心也是重要的

Q 对于每天都忙于照顾孩子的我来说，丈夫还会爱我吗？

A 是妻子思虑过多了。丈夫仍是爱着妻子的。两人需要创造在一起的时间。

丈夫对为他生下孩子的妻子，是既感谢又心疼。事实上，在妻子看来，不能去美容院，不能去逛街买衣服，感觉自己变得不漂亮了，等等，让自己产生了自卑感，从而陷入自我排斥。其实，生过孩子的女性，雌性激素分泌会大量增加，它会使皮肤焕发光泽，让你由内而外展现母性的美丽，所以请妈妈们一定要保持这份自信。作为妻子不妨再多抽出点时间和丈夫在一起怎么样？

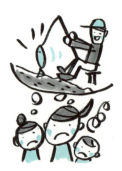

Q 我想出去工作，但丈夫说"孩子会很可怜"这样的话。当第二个孩子出生之后，我就变成全职家庭主妇了，周围有很多朋友都像

我一样。妈妈们真的就不能出去工作吗？

A 循序渐进地重拾工作。如果事先给孩子准备一个好的生活环境的话，那么孩子并不是可怜的。

我想即使孩子不在妈妈身边，也要给孩子一个舒适的生活环境，所以为孩子准备一个好的生活环境是必要的。因你很想要工作，有时会在无意中对孩子说出"就是因为有了你们，妈妈才不能工作的"等这样的话来，像这种宣泄压力的方式会给孩子带来很大伤害。其实，妈妈们做好要去工作之前的准备是最重要的。（请参考第183—187页"给孩子们的准备""妈妈们的准备"）如果把事先准备的工作都做好了的话，我想，不管有几个孩子，你都不会对去工作的事而犹豫不决了。

Q 即使有了第二个孩子，丈夫也仍然没有改变。还经常会说"给我拿衣服"等这样的话，我对他说"自己的事情要自己做"。可是他却像孩子一样耍脾气。真让人受不了。感觉我们之间的爱情变淡了许多。

A 丈夫也许是孤单了。尽量创造两个人在一起的时间。

看到把全部精力都花费在孩子身上的妻子，对于丈夫来说，他很可能会感到寂寞。如果妻子经常对丈夫说"你是个大人，难道不会自己做吗？"等，用这样强烈的语气说话的话，只会让丈夫离你越来越远。我认为：趁着孩子睡觉的时候，妻子要抽出时间和丈夫一起享受二人世界，来弥补丈夫内心的空虚是必要的。如果妻子想让丈夫自己去拿衣服的话，你可以尝试着对他说："我相信你的眼光，难道你不想以自己的审美选一次衣服吗？"等。要先从小的事情上开始。如果丈夫做完了你拜托给他的事情的时候，一定要给予夸奖。比如说"真是帮了大忙了"等这些话。记住千万不要忘了表达你对他感谢的心情。

Q 喜欢钓鱼的丈夫，一到休息日，就出去了。非常希望在他休息的时候能多陪孩子们玩玩。把育儿的重担全压在我一个人身上，让我非常生气。

A 不说出来的话不会理解，从小事情开始拜托他吧。

休息日的时候，妈妈们很想把孩子们交给丈夫来照看，自己放松一下吧！但是丈夫却对育儿的事情什么都不懂。希望妻子明确说出"这样下去是不行的，希望你能这么做"，如果你不明确说出来的话，他是不会理解的。作为妻子，要和丈夫好好沟通，尝试着把自己的真实心情传达给对方吧！你可以先尝试着和他商量"想麻烦你帮忙照看孩子，每个月只要一次就好"等，先从一些小事情开始拜托吧！

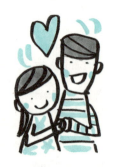